回春抗老

彭溫雅的中醫養生術

彭溫雅——著

臺灣商務印書館

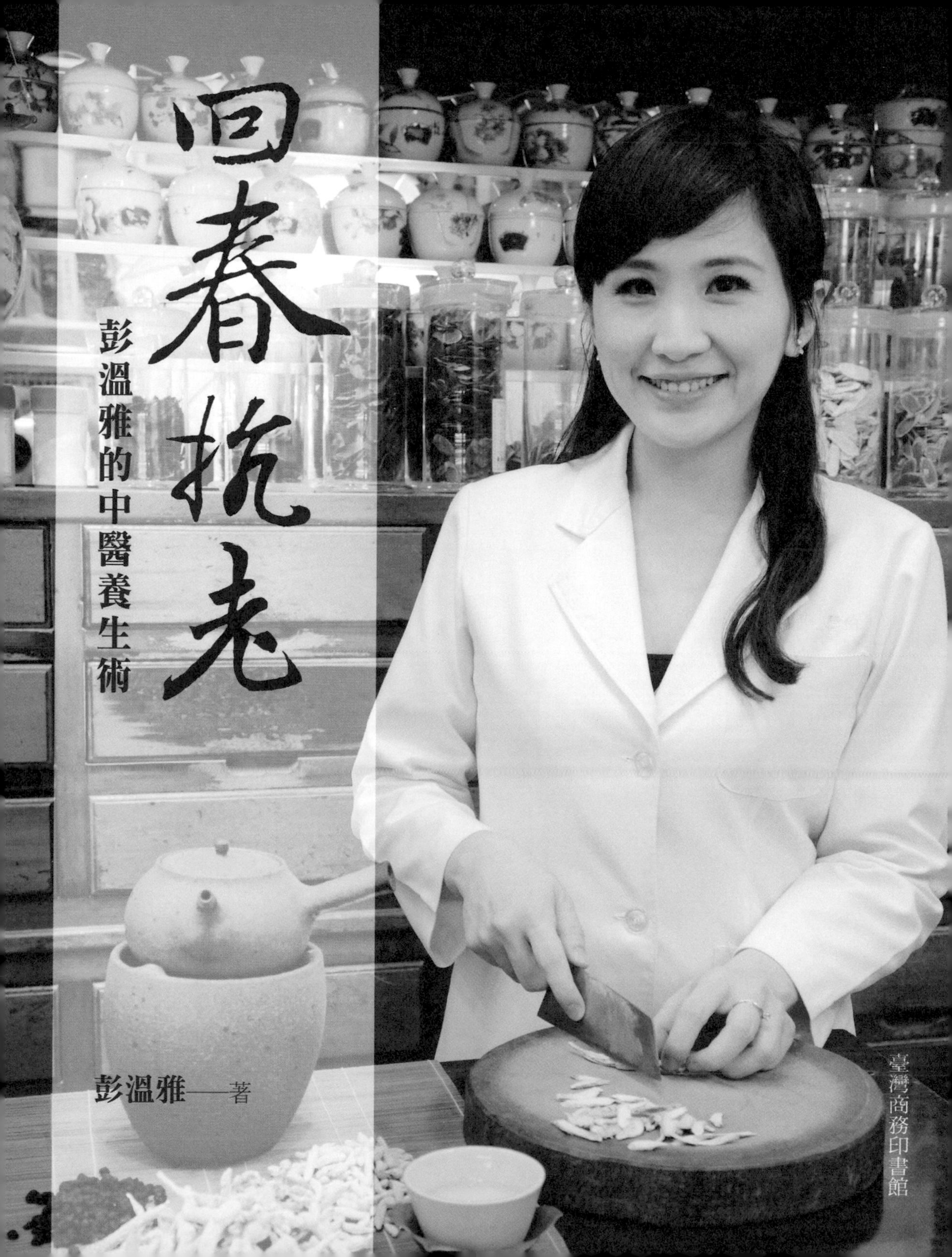

肆

美容滋補篇

伍

中西醫互用篇

自序

會一腳踏進中醫的領域，原本並不在我的人生規劃上。從小，出生於醫藥世家的我，逢年過節，家族的親戚聚會，儼然是場小小的醫學會，個個科別的舅舅阿姨們，談論起醫院發生的種種經驗，在當時年幼的我心中，總是充滿憧憬與敬佩。在求學路上，一路從國小第一名畢業，臺中女中資優班畢業，一直到進了中國醫藥大學中西醫學系，人生的路似乎就是這樣了。

就這樣隨著時間的前進，我的醫師生涯也似乎順理成章地進入外科領域，在沒日沒夜的輪值生活中，根本也無暇顧及自身的健康狀況。直到老大出生，在家坐月子時，原本慌亂繁忙的空氣似乎突然凝結一樣，我沒想過可以這樣放慢步調休息，也沒想過要如何度過這麼緩慢無趣的時光，閒不下來的我，開始把學生時代師長教導的中醫書籍翻出來看，發現古代有一套獨特的坐月子方式，便決定自己身體力行，實施所謂嚴苛的古法坐月子，即不洗頭、不洗澡、不吹風、不喝冷飲等等，想看看這麼做之後，身體是否有任何變化。

然後，神奇的事情發生了！原本被我視為理所當然，每天都要服用的抗組織胺、類固醇及抗生素，突然變得不需要了。原本每天一定嚴重鼻過敏及皮膚過敏發作的我，居然可以不再需要吃西藥，而毫無任何症狀。當下我原本覺得是中藥的效果真不錯，居然可以達到和西藥一樣的效果，心想做完月子，再考慮要繼續服用西藥或中藥，畢竟中藥又苦又麻煩，要不是坐月子期間，怎麼可能有空慢慢熬煮中藥呢？

隨著孩子一天一天地長大，我忙於餵母奶，幫孩子唸故事，準備副食品，加上我又懷了第二胎，直到老二臨盆前，我又意識到自己已經很久不需要吃任何中西藥，而身體覺得舒服輕鬆的感覺竟然是這樣美好，當時心裡就知道自己被賦予一個使命，一個特殊的位置，那就是以出生為醫藥世家的背景，學貫中西醫的訓練，要告訴廣大的民眾，如何正確養生保健的知識，如何在中西醫之間抉擇，如何順利達成中醫與西醫的橋樑，讓人們在追求健康與美麗的同時，也能把正確的養生及回春抗老的法寶代代相傳，務必以實證醫學的角度詮釋中醫藥，不空口胡說，不誇大不實，當然最重要的部分是不能傷身。

了解自己所肩負為大眾貢獻的責任後，非常感恩一路以來指導我的師長與朋友，當然也特別感謝臺灣商務印書館的邀稿，希望這是以臺灣中西醫師觀點給的養生建議，同樣也適用於所有有回春抗老需求的芸芸眾生。

彭溫雅　二〇一四年一月

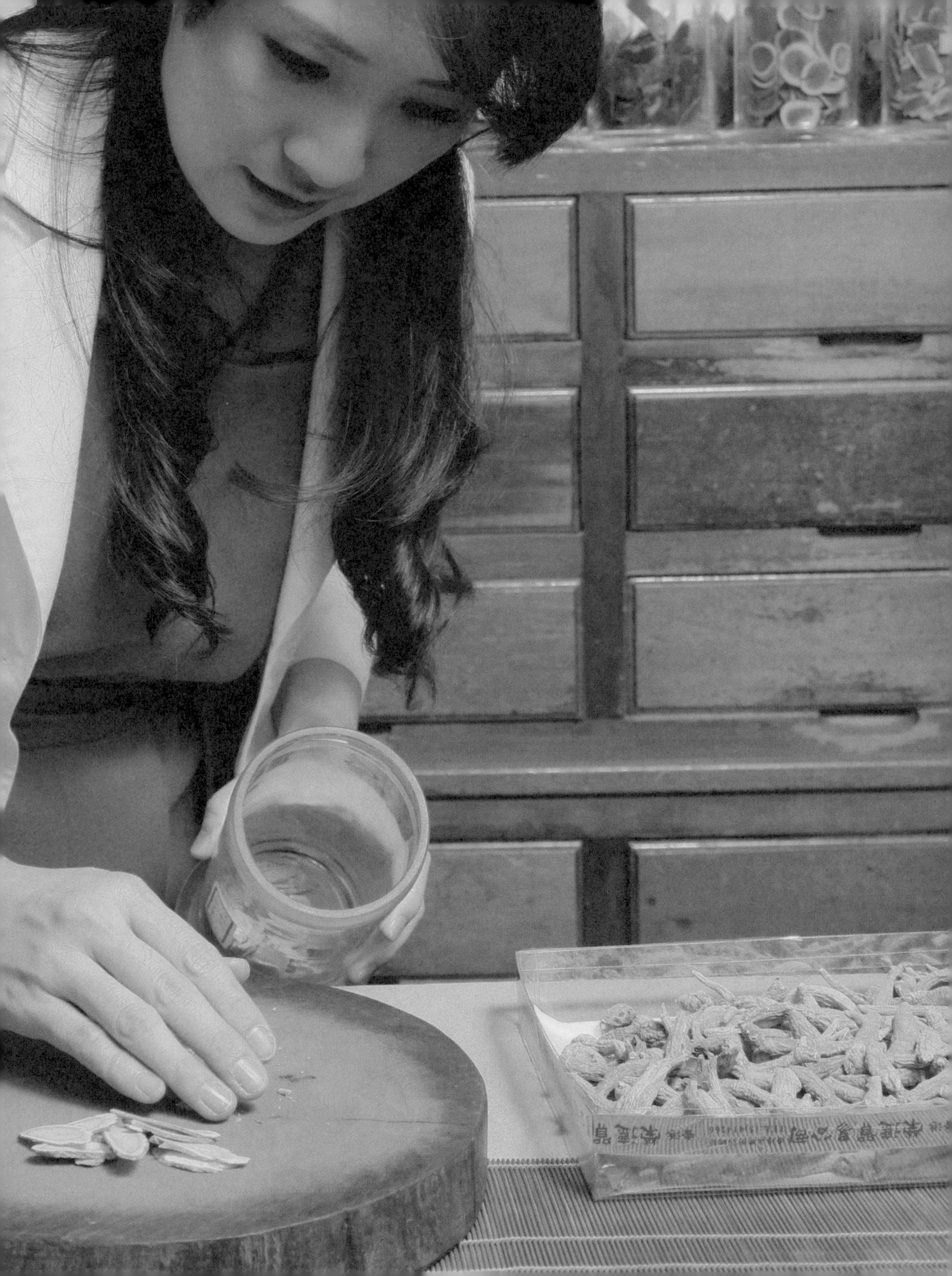

壹

窈窕保健篇

減重是中年人最弱的一環。本篇介紹基本概念與按摩、針灸、埋線、泡腳等各種提高代謝與暢通氣血循環的方式。針對四大體質，破除減重迷思，並針對局部雕塑，建議穴道按摩，助您健康享瘦！

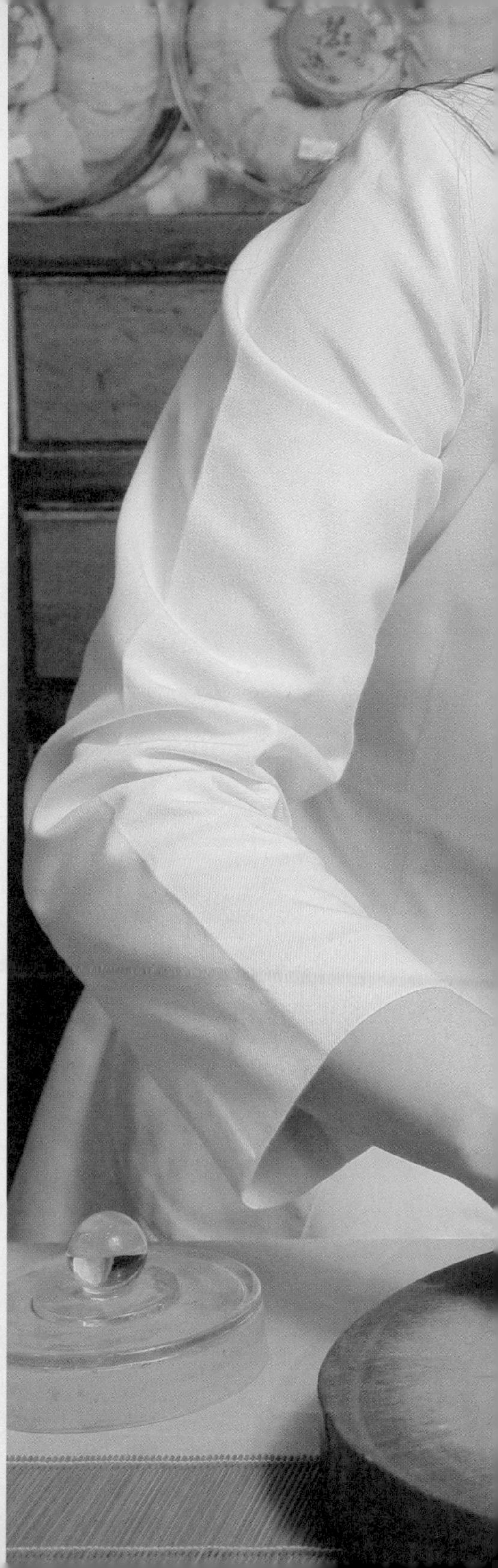

破除減重迷思

1min 重點

肥胖體質四大類，對症茶飲喝喝看

【胃熱濕阻型】飲食油膩、壓力大，以清胃火為主，促進新陳代謝、增進皮膚排汗，降低血脂及膽固醇。飲用偏涼性物質，如決明子、綠茶等。但腸胃不佳者，要避免過量。

【脾虛痰濕型】氣血不足導致脾功能弱。可多食用薏仁以利濕。另外，也可以黃耆來補中益氣、增強免疫功能，或用茯苓利水退腫來增強身體代謝率。

【肝鬱氣滯型】肝弱氣滯影響脾的運化功能，易肚子脹氣、胸悶。可飲玫瑰茶、桂花茶，或選用陳皮幫助消化及祛痰。

【肝腎陰虛型】多為年長之人，易頭暈、睡眠差、腰酸背痛。加強活血、降低血脂及膽固醇，可飲蜜黃精茶。

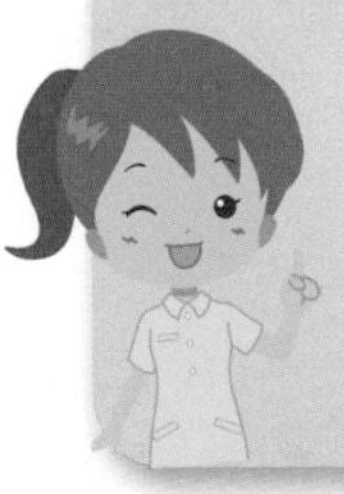

一天只吃一至二餐，少吃就不會胖？

很多人為了減肥，一天只會吃一至二餐，但是這種方式真的瘦得下來嗎？我認為是有待商榷的。若是想要健康的減重，每天吃飯最好還是要定時定量，因為人體的腸胃，大約每五個小時就會進行循環，如果空腹的時間太長，胃中就沒有食物去刺激膽汁分泌，這樣會造成一些問題，例如膽結石的生成。

人家說正確的減重方式是「早餐吃得像國王，中餐吃得像平民，晚餐吃得像乞丐。」我認為這個觀念是正確的。三餐當中，最重要的就是早餐，所以早餐千萬不能不吃，如果不吃早餐，導致血糖過低，反而會讓身體開始累積油脂，或是中餐跟晚餐無法克制，這樣反而會更容易發胖。正確的減重方式，就是要懂得控制攝取的熱量，每天都要消耗掉吸收的熱量，這樣才能瘦下來，但因為晚上的活動量不如白天高，較不容易消耗掉攝取的熱量，所以才會說晚餐要吃得像乞丐，可以多補充一些高纖維的蔬菜，不要選擇高熱量的食物。

要知道腸胃蠕動的同時，也是在消耗熱量，如果沒有攝取食物，腸胃當然也會停止蠕動，所以我並不建議一天只吃一餐，這樣反而容易發胖。

懂得計算卡路里，減重沒問題？

前面有提到想要正確、健康的減重，就要懂得消耗掉自己所攝取的熱量，但只要懂得計算卡路里，就絕對能成功瘦身嗎？我認為這不是絕對的，因為重點在「消耗」。

每天吃進多少卡路里，就要讓自己消耗掉多少，這樣才能夠瘦下來，但是卡路里減肥法比較困難的地方，在於不是每個人都知道卡路里要如何計算，或許可以從工具書中得到資料，例如中華民國肥胖研究學會所公告的數據，一份蛋餅的熱量為二五五大卡，但如果還要加醬料、或是加火腿，熱量又會變多少呢？再者，每家早餐店的用油量也不一樣，所以要完全採用卡路里減肥法，其實是相當困難的。

最近有研究指出，比起卡路里減肥法，不如嘗試限制醣類，因為醣類也是一大致胖關鍵。當人體攝取醣類時，會分泌一種叫做胰島素的東西，而胰島素正是所謂的「肥胖荷爾蒙」，雖然胰島素是人體不能缺少的東西，但若是過度分泌，就會讓人體累積脂肪，所以含醣類的食物千萬不能多吃，像是糖果、零食、含糖飲料等，還有富含碳水化合物的澱粉類，也要盡量避免，因此建議想要減重的人，**主食最好都要用糙米來代替**，若是再搭配卡路里減肥法，相信會有更好的效果。

打死不吃澱粉類，不然瘦不了？

這個觀念是不正確的，澱粉不應該完全不吃，而是應該要少吃。

我想大家身邊一定有實際案例，完全不碰米飯、麵包、麵類，卻還是瘦不下來，由此可證，並不是完全不碰澱粉，就可以成功瘦身。要知道澱粉也是人體不可或缺的營養素，所以不應該完全拒絕，但如果攝取過多的澱粉，又會造成肥胖，這該怎麼辦呢？

其實澱粉是有分別的，一種是天然食物含的澱粉；另一種則是再製合成的澱粉食品。若是想要減重，應該要攝取前者，因為屬於天然的澱粉，所以比較不會對身體造成負擔。如全麥、玉米、馬鈴薯、芋頭、地瓜、山藥、豌豆、紅豆、綠豆等，都是屬於這類的澱粉，建議大家可以選擇這些作為主食，但這類澱粉也不是完全不會胖，所以還是不能攝取過量。

想要減重首先要了解一個概念：完全不吃某種東西，一定是瘦不下來的，這樣會導致營養不均衡，反而容易發胖，所以不應該完全拒絕澱粉，而是要選擇正確的澱粉。

簡易食譜健康瘦

很多人都認為健康、正確的減重，求助中醫是最好的方式，但其實中醫減重的同時，反而更像是在教人如何養生，以食補、中藥、針灸的方式，改善體內發炎的現象，調整身體因為供需失調導致的發胖現象，雖然速度不快，但最大的好處是既健康，又不容易復胖。

以中醫的觀點來看，之所以會有過胖的問題，是因為脾的功能失常，導致身體容易堆積脂肪跟多餘的水分，所以中醫減重的時候，重點都會放在健脾利尿。例如扁豆、鯽魚、山藥、茯苓、蘋果等，都具有健脾的效果。而冬瓜、薏仁、玉米鬚等，則是有良好的利尿作用，建議想要減重的人，都可以多加選擇。其他像是白木耳、黃瓜、竹筍、蘿蔔、玉米等食材，也都可以幫助瘦身，尤其白木耳不僅熱量低，而且富含膠質，甚至還能夠提升免疫力，是非常好的一種食物。

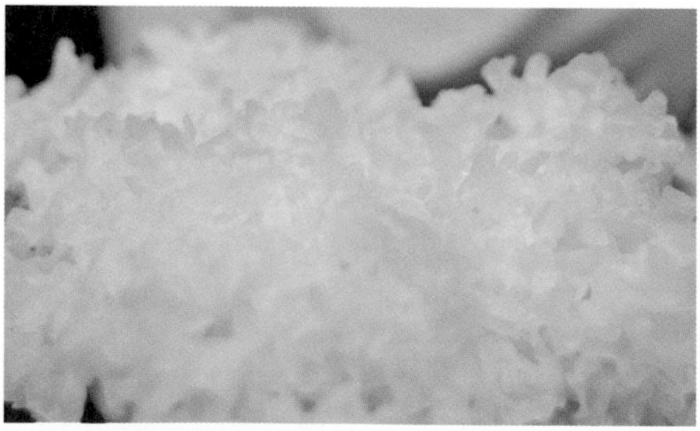

◀白木耳又名「銀耳」、「雪耳」，熱量低，含豐富膠質，同時還能提升免疫力，是很好的瘦身及美容養顏聖品。

很多人都說減肥要多吃水果，但其實很多水果都含有很高的糖分，不宜攝取太多。在水果的選擇上，可以挑一些糖分低，卻含有豐富維生素的水果，例如芭樂、番茄、葡萄柚等，不僅可以幫助瘦身，還帶有潤膚效果。

如何調整體質，瘦身不再是惡夢？

中醫強調辨證論治的治療理論，根據個人體質徵狀、類型的不同，來改善肥胖，肥胖體質大致上有四大類，分別為胃熱濕阻型、脾虛痰濕型、肝鬱氣滯型及肝腎陰虛型。

❶ **胃熱濕阻型**：屬於這類的人較多是生活習慣上處於飲食過於油膩、工作環境心情壓力大等情況，使得體內過於躁熱，易有口臭，情緒煩躁，因此以清胃火為主，主要是以促進新陳代謝，降低血脂及膽固醇，並增進皮膚排汗。茶飲方面，以偏涼性物質為主，如：決明子、綠茶等。但腸胃不佳者，要避免飲用過量。

❷ **脾虛痰濕型**：這類的人氣血較不足，中醫理論說明，氣血虛會導致脾功能弱，因此若氣血補足，代謝正常，身材自然不會肥胖。可多食用薏仁以利濕。另外，也可以黃耆來補中益氣、增強免疫功能，或用茯苓利水退腫來增強身體代謝率。

❸**肝鬱氣滯型**：肝的好壞，影響體內「氣」的運行是否順暢，肝弱氣滯也會影響脾的運化功能，這類人易有肚子漲氣、胸悶等徵狀產生。茶飲部分可飲玫瑰茶飲，幫助理氣；或是選用陳皮，來幫助消化及祛痰。另外，飲用桂花茶也是一項選項，桂花茶裡面有桂花、玉竹、黨參、枸杞、佛手各二十克，其中桂花可養胃，玉竹滋陰，黨參益氣，枸杞養肝腎，佛手則可消脹氣。

❹**肝腎陰虛型**：多半為年長之人，重點為滋陰補血。這類人易有頭暈、睡眠差、腰酸背痛等徵狀，加上陰血不足，以中醫理論認為需加強活血。藥材可選何首烏、丹參來降低血脂、膽固醇，以達到活血功效。另外，茶飲部分，可飲蜜黃精茶。蜜黃精茶裡有蜜黃精二十克、何首烏五克、絞股藍一克、紫蘇三片、茉莉花五朵。其中蜜黃精養肺，何首烏益精血，絞股藍可清熱，紫蘇散寒，加點茉莉花還可理氣。

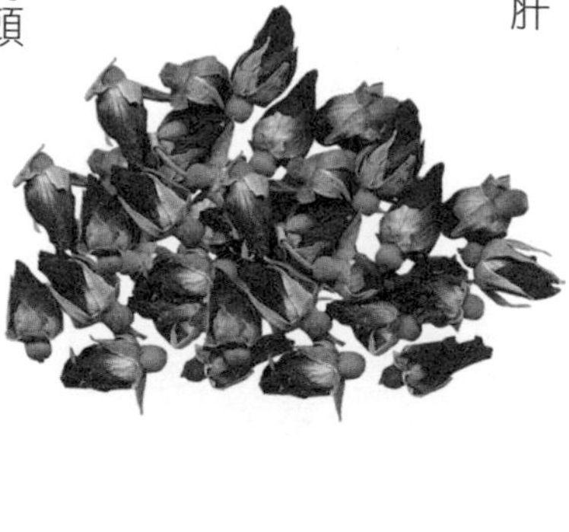

掌握穴道，「局部」享瘦，蝴蝶袖 bye bye！

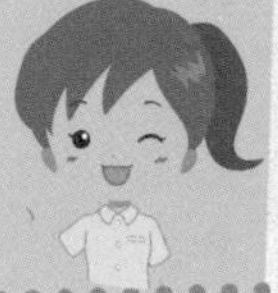

每到夏天，女性朋友們一定都想要穿上可愛的無袖背心，既涼爽又漂亮，但若是受蝴蝶袖困擾的人，恐怕就會比較沒有自信穿上無袖上衣，這邊就要告訴大家一些能夠瘦蝴蝶袖的方法。

若是想要針對局部雕塑，我認為**針灸按摩是最有效的**，建議各位女性每天都可以就**肩內俞穴**（肩內陵穴，又名肩前穴，位於三角肌前側緣）作持續的按壓，直到產生痠痛感，另外也可以就**肩井穴**作按壓，不僅可以改善蝴蝶袖，甚至還可以改善腋下出汗的問題。

其他還有一些穴位，像是**天泉穴**、**青靈穴**等，都可以改善手臂過粗的問題，建議大家可以找個專業的中醫師作針灸，再配合中藥調理，一定會有很好的效果。

容易有蝴蝶袖的原因？

中醫理論認為，容易導致蝴蝶袖的成因，除了有脂肪囤積、體重過重、欠缺運動、肌膚老化、肌肉鬆弛或是局部經絡循環不佳等因素外，其中更以淋巴循環代謝率較差，成為蝴蝶袖形成的最大主因。

什麼樣的按摩方式可以消除蝴蝶袖？

中醫理論說明，經絡循環佳會改善鬆垮脂肪所造成的蝴蝶袖，因此可針對手臂做特定穴位上的按摩來調節經絡，如於手部的手太陰肺經、手陽明大腸經、手太陽小腸經等三條經絡做推拿，可增進氣血循環，強化淋巴代謝，以逐漸來減少手臂上的脂肪堆積產生。

按摩方式也可選擇用拇指持續按揉手臂上三角肌前側緣的臂臑穴（上臂外側，三角肌止點處），以及緊貼肩端前面凹陷處的肩髃穴，直到酸脹感出現，因而刺激肌肉並有效促進脂肪燃燒，來達到消除蝴蝶袖的目的。

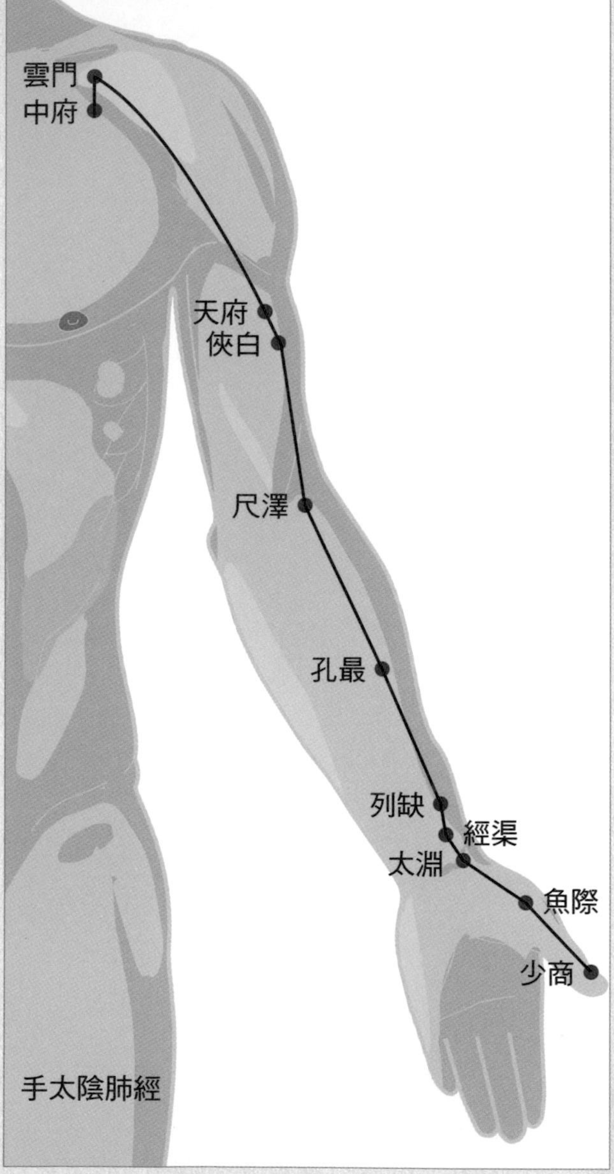

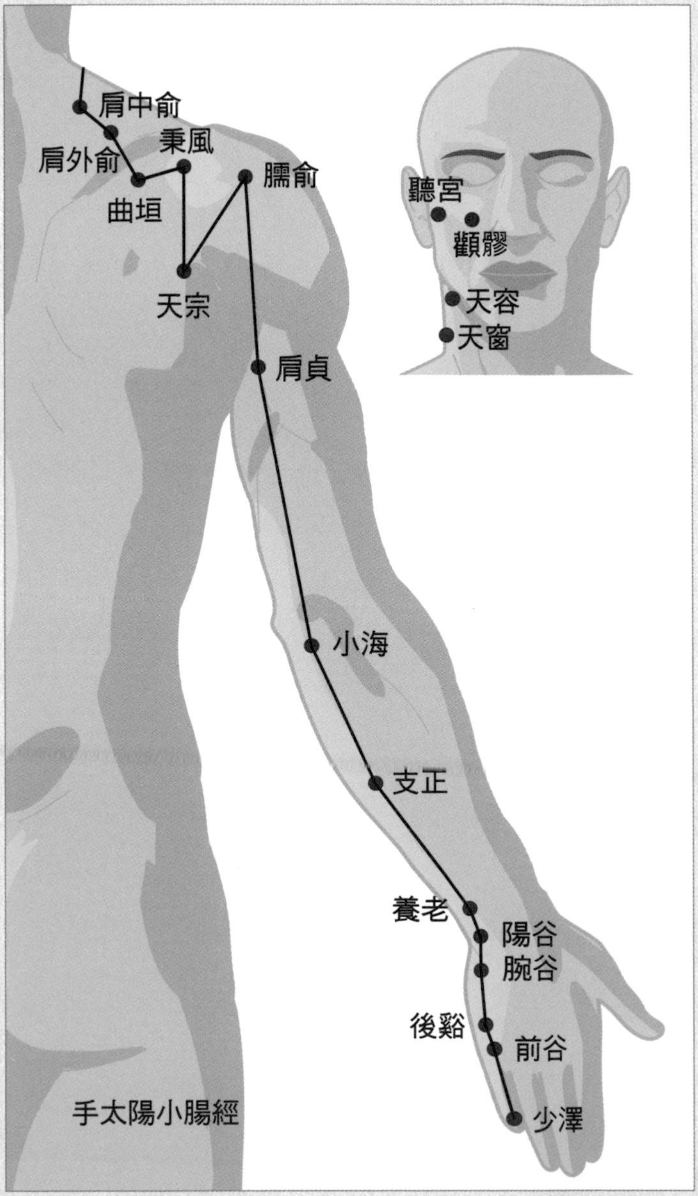
肩中俞
肩外俞
秉風
曲垣
臑俞
天宗
肩貞
小海
支正
養老
陽谷
腕谷
後谿
前谷
少澤
手太陽小腸經
聽宮
顴髎
天容
天窗

中醫的瘦身觀

肥胖已經是現代人所面臨最大的挑戰，就連身型苗條的女性還是不斷找尋能夠讓自己體態更好的方法。但是現代人往往使用了錯誤的方法減肥；例如不正常飲食、吃減肥藥等，常常體重沒減下來，反而先把身體搞壞了，就算體重減少了，一陣子很快卻又復胖。減肥永遠都是熱門話題，以下就告訴你健康的中醫減肥方法。

中醫減肥觀：虛胖與實胖

中醫治療肥胖，是先找出病源，再依其症狀施治。肝火旺盛者，以「瀉」法治療；身體虛弱者，以「補」法來促進新陳代謝。巧妙運用中藥對症下藥，不僅可以達到減肥目的，同時又可治療神經痛、高血壓、皮膚鬆弛等，不必再吃任何藥物，就能窈窕、美麗、健康。

肥胖的中醫辨證分型，一般可分為「虛」、「實」二大類，即俗稱的「虛胖」、「實胖」。

許多人都曾聽過「虛胖」這個形容詞，但真正了解其定義的人並不多。如果你是肥胖一族，並有皮膚白皙、肌肉鬆軟、容易疲倦、尿少多汗，有時下肢還會出現浮腫者，就是屬於「虛胖」體質；「實胖」是指體內脂肪積聚過多所造成的肥胖，其體格較為結實，且通常伴有便祕、高血壓、高血脂等症，可用中藥防風通聖散、麻子仁丸治療。

肥胖容易導致高血壓、高血脂、心臟病、糖尿病、痛風，以及若干癌症等疾病的形成，因此，減肥對於肥胖者而言，絕對是一個刻不容緩的問題。但對於一般女性來說，減肥並不是胖子的專利，為了擁有完美身型，極力達到夢想中的體態，不管環肥燕瘦仍然致力於減重。

肥胖的病因：內因與外因

從中醫的觀點，肥胖的病因可分為內因及外因兩種。

內因為「真陽不足，脾氣虛弱，痰濕內停」所致。外因則是由「飲食過量，運動過少」所造成。中醫認為「脾」主肌肉，能轉運食物中的營養物質，經消化後輸佈於五臟六腑，以滋養全身。若真陽不足，脾失健運，身體運化功能失常，容易變成痰濕（脂肪）積存於肌膚之中，形成肥胖。所以，中醫治療肥胖常以健運脾氣，燥濕化痰為主，並針對不同體質，找到最適合個人的方法。

中藥真的能瘦身嗎？

肥胖被世界衛生組織列為二十一世紀最重要的文明病之一，它不但影響外貌和人際關係，更種下高血壓、糖尿病等健康危機，不少人為了美貌、更為了健康，以減重為終生職志，而中醫藥和針灸被認為是直接、安全且有效的減重方法。

有些中藥材如黃耆、白朮、黨參、生薑、甘草、木香、檀香、茯苓、桂枝等，具有消水腫的作用；而半夏、山楂、荷葉、決明子、桃仁、紅花等，具有化瘀排脂的作用；桔梗（圖）、石膏、黃芩、連翹可消肺胃之熱；荊芥、防風、麻黃、薄荷等藥材可解表發汗。不過對於瘦身，效果是不夠的，尤其麝香及紅花等，可能會對孕婦造成不好的影響。

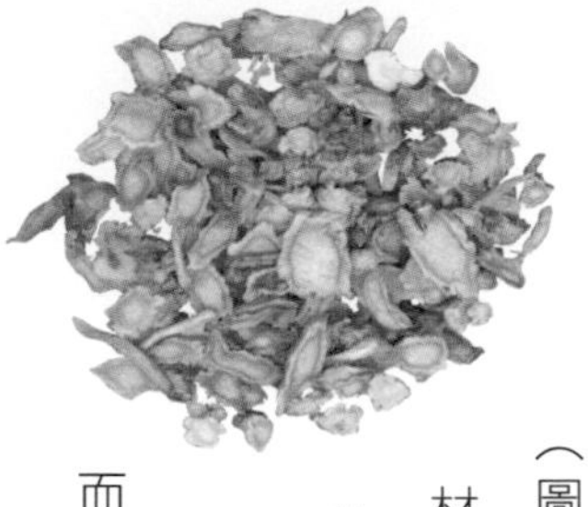

所以建議大家還是先詢問醫師，了解自身體質，找出肥胖的原因，而切勿人云亦云，聽信偏方。

減肥時要怎麼吃？

減肥時的飲食，主要把握三個原則：

❶早餐吃得飽、吃得好。

❷午餐八分飽、吃得營養均衡，營養完整。

❸晚餐吃得少、單吃生菜、蔬果。

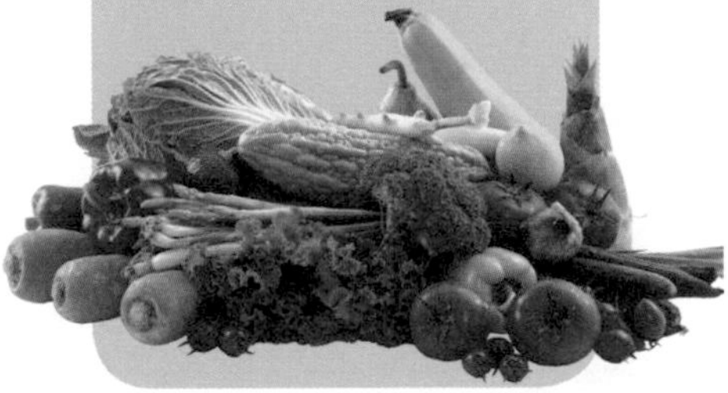

晚餐理想減重食物

❶**番石榴**：具有收斂止瀉、止血、止癢的功效，成熟果實新鮮食用，可攝取到豐富的維生素C。由於番石榴的糖分低，且膳食纖維豐富，是非常好的減肥水果，但籽的部分因為不易消化，胃腸功能不佳者最好避免。

❷**冬瓜**：具有利水化痰、清熱養胃的功效，可治療腳氣水腫、痔瘡、咳喘等症，還有止渴、止瀉的作用。冬瓜含有維生素B_1，可促使澱粉、醣類轉化為熱能，而不變成脂肪，所以有助於減肥。一般體弱或腳氣引起的輕度浮腫、小便不利等。產婦多吃些冬瓜，還能

催乳，但陰虛者盡量少吃，以免引起腰部酸痛。

冬瓜是無脂肪低鈉的食物，且含葫盧巴鹼和丙醇二酸；前者能幫助人體新陳代謝，後者能有效地阻止抗體中醣類轉化為脂肪，還能把肥胖多餘的脂肪消耗掉，對防治高血壓、動脈粥樣硬化、減肥有良好的效果。冬瓜其所含油酸，以及能抑制體內黑色素沉積的活性物質，均是良好的潤膚美容成分，是天然美容佳品。

❸ **番茄**：具有生津止渴、涼血、清熱解毒、幫助消化等功效。據研究指出，番茄所含的纖維質可與膽固醇所產生的生物鹽結合，並一同排出體外，故有降低膽固醇及預防高膽固醇血症的作用。由於人體需依靠生物鹽來分解腸道內脂肪，如此一來，人體就需要更多的膽固醇製造生物鹽，可使血糖降低，還可預防動脈硬化及治療肥胖。

❹ **竹筍**：可清熱化痰、消渴益氣、幫助消化、利便等。竹筍具有高纖維、低脂肪、低糖的特點，能加強腸蠕動、去食積等，所以有助於減肥。

❺ **海帶**：海帶中有較多的岩藻多糖、昆布素，其具有類似肝素的活性，可防止血栓和血液粉性增加引起的血壓上升，同時有降低脂蛋白、膽固醇、抑制動脈粥硬化及癌症的作用。在碘、鈣、硒等元素的綜合作用下，會使脂肪在人體的蓄積趨向皮下和肌肉，並使血中膽固醇明顯減少。

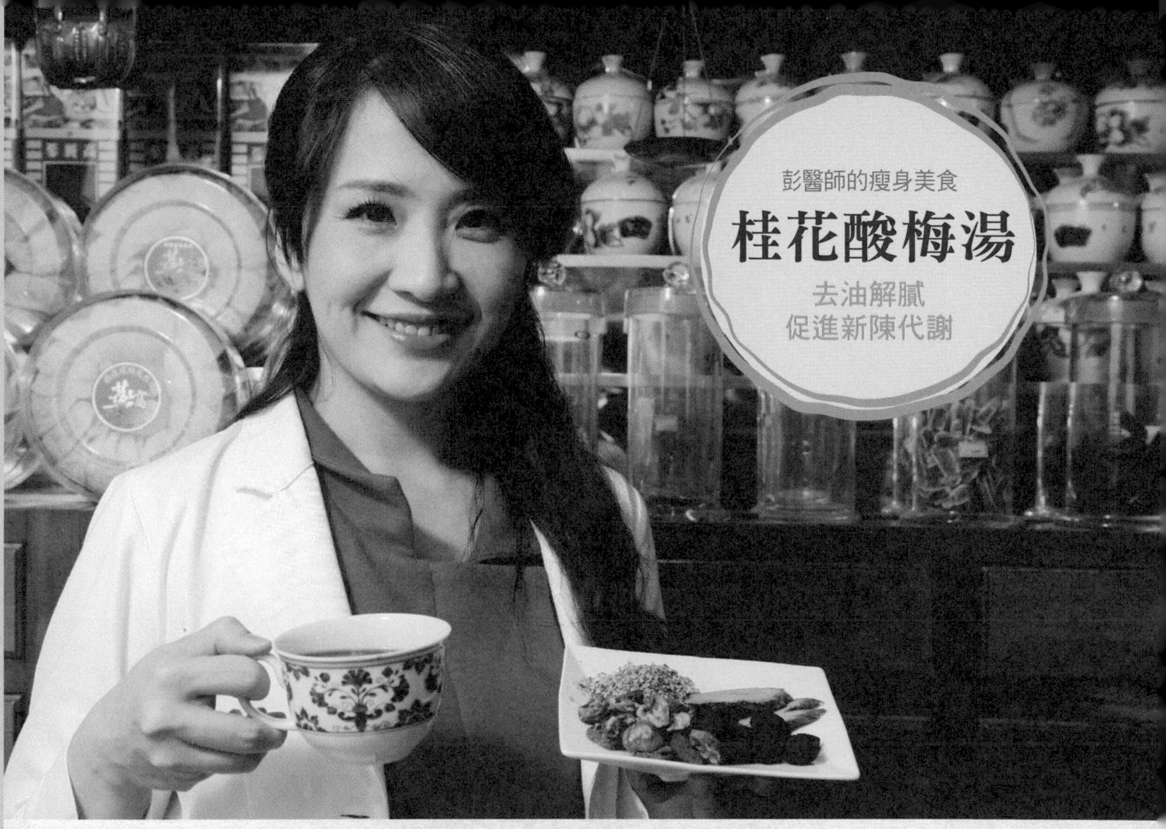

彭醫師的瘦身美食

桂花酸梅湯

去油解膩
促進新陳代謝

◆材料

山楂二十五克、烏梅二十五克、甘草五克、桂花五克。

◆作法

將以上材料加一千毫升開水，冰糖可以適度添加。

◆功效

山楂可去油解膩，消食化積，烏梅可以中和胃酸，含鹼性礦物質，可生津止渴，平衡血中酸鹼平衡，消除疲勞，經常少量吃梅肉可以平衡飲食，促進新陳代謝，減少對糖分的需求。

玉竹菠菜湯

◇材料：玉竹三十克、新鮮菠菜二百克。

◇作法：將玉竹洗淨，去掉根鬚，切碎煎湯，取濃汁，去渣；菠菜洗淨切碎。再將玉竹濃汁及菠菜一同放入鍋內，加入適量清水同煮成湯，加入些許食鹽調味。

◇功效：止渴、潤腸、減肥。現代研究指出，玉竹有改善血液循環、降低血糖、強心等作用，故可治療糖尿病、高血脂、心臟病，還有減緩皮膚衰老、加強皮膚彈性及延年益壽。

綠豆薏仁湯

◇材料：綠豆、薏仁各一百克。

◇作法：將薏仁及綠豆洗淨後，放入砂鍋內，加入適量的清水，煮沸後轉小火熬爛即完成。可加入些許白糖調味。

◇功效：清熱、利濕、減肥。

豌豆黃

流傳自宮廷的京城小點豌豆黃，乃將豌豆煮至軟糊後過篩，調入冰糖、桂花，凝固後再壓製方型而成。細緻不膩，微甘帶甜的滋味在口中也彷彿入口即化，與熱茶相佐風味迷人，更是古代先人的消暑聖品。而豌豆黃中富含大量的蛋白質和纖維質，除了有益脾胃，更有生津解渴、利尿的妙用。

豌豆黃可以利小便、有排水的效果，現代人熬夜、抽菸、喝酒、吃烤炸辣，易上火，多吃豌豆黃可以清熱解毒，幫助體內環保。

大吃大喝之後如何減重

現代人經常熬夜應酬的生活模式，加上過度飲酒、多吃少動等影響，肥胖、腸胃炎、血壓飆高等問題，成為現代人最常見的文明病。

面對這樣的現象，如何在大吃大喝之後還能減重？其實有一些小技巧。首先，盡量提高蔬果的攝取量、降低隔夜菜的比例，飲食以「七分飽」為原則，並避免吃零食等，同時不妨適當改變烹調方式，以蒸煮替代油炸、煎烤，飲食順序先吃菜，再吃肉、飯，並在飯後簡單散個步、幫忙收拾一下，都是改善上述疾病的方式之一。但如果仍不小心未能控制好飲食，就只能靠著之後少吃和清淡飲食，再搭配運動和作息調整來彌補了。

飲食簡單化，讓腸道休息一下

在大吃大喝之後，為了盡量減輕腸胃的負擔，最好的調理方式就是「休息」，而不是再給它更多東西。因而在大吃大喝後飲食的調整上，建議可以採取清淡飲食，甚至只吃很單一的食物，譬如不加任何東西的冷稀飯、薏仁粥等清爽、好消化的食物，而非日常建議的八寶粥。尤其如果腸胃炎相當嚴重，甚至須到醫院吊點滴的話，讓腸胃休息一、二週再回復正常飲食，也是不得已的選擇。

也可以有技巧地在三餐中選擇一餐，替換成比較清淡或好代謝性的食物，同樣能達到排毒效果，並相對減低熱量，當血壓、血脂、身體機能、體重等都回復正常後，就能恢復成日常飲食，並沒有一定的時間限制。但切記避免「大小餐」，譬如這一餐完全不吃，

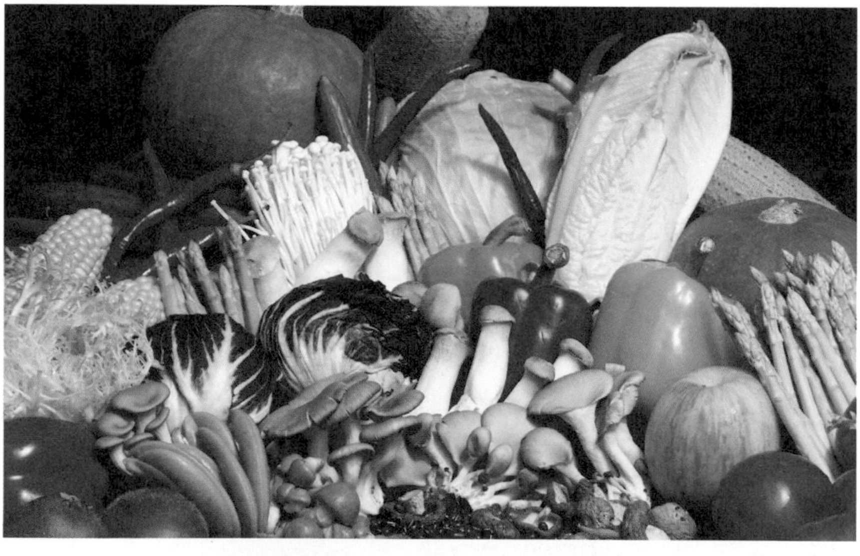

▲ 餐餐在外的外食族，應均衡攝取根莖花果類植物，並盡量各種顏色都有，以符合中醫用五色來調理五臟的原則。

下一餐卻吃很飽；一天都不吃東西，晚上卻突然去吃「吃到飽」等，暴飲暴食大小餐，等同迅速擴張胃容積！這一來一往之間，非但不可能達到減肥效果，反而會增加食量，得不償失。這樣都是非常不利養生的飲食方式。

均衡飲食，增加日常蔬果量

雖適當採取清淡的飲食，日常營養素仍須均衡，尤其面對餐餐外食的外食族，建議蔬菜應均衡攝取根莖花果類植物，並盡量各種顏色都有，符合中醫以五色調理五臟的原則，甚至以薏仁替代白粥，更具營養價值。面對臺灣濕熱的氣候，平常吃一些薏仁是相當不錯的選擇，薏仁屬於五穀雜糧，具有排水腫的效果，能啟動身體的排毒系統，達到排水、排毒、排汗、美白以及抗癌的功效，但必須注意的是，**市面上常見的各類薏仁飲品，往往都誤用大麥仁或珍珠薏仁替代，並不具有上述功效，購買時必須注意。**一般中藥行或部分食品材料行中可以買到。

隨時量體重

若想在大吃大喝後仍然維持美好體態，要先進行第一步把關，除了適量飲食，可以準備一台體重計，養成隨時量體重的好習慣，作為一種警惕自己的方式，也可以搭配如腰圍、BMI測驗自己是否過胖。其實〇．五～一公斤都尚在能輕鬆減重的範圍內，但如果超過二～三公斤的話，就很難甩肉了。

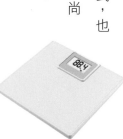

吃瀉藥促進排便可以達到排毒效果？

有些人會認為「排便＝排毒」，而特別去買瀉藥來吃，這其實是一個錯誤的概念。瀉藥雖然可以幫助排便，但同時也會影響吸收，將營養素通通排掉，不僅對不利排毒，反而還會有害健康。而所謂的「毒素」乃源自中醫的說法，**最好的休養方式就是規律的飲食、作息和運動，讓身體的臟腑可以均衡運行，並非去吃什麼東西可以達到排毒的效果。**各類營養素的攝取或是搭配運動，都只是在加速這個過程，而不是會排便就會排毒。

在營養素的攝取上，可以針對身體排毒的重要器官，包含肝臟、腎臟、肺臟、大腸和皮膚等，建議可以選擇一些高纖、高酵素、高水分、維生素、礦物質和能讓身體暖活的食物，再搭配運動，來加速排毒的機能，如十字花科蔬菜、小麥草汁等，就能有效加速肝臟的運作；而排汗除了食用一些可以加速身體新陳代謝的食材外，一些辛香料也是不錯的選擇。

身體的主要排毒機制主要依靠「**排便、排汗及排尿**」三大排泄系統，而三者又以「排便」（約70%）為最。其中，水溶性毒素透過排尿，脂溶性毒素透過排汗，綜合性毒素則透過排便排出。除了三大排泄系統外，如指甲、頭髮等也都具有些許的排毒功能。

有時在大吃大喝之後，即使補充很多纖維質，還是會便祕。因為吃下過多燒烤、油炸食物之後，腸道比平時燥熱，加上「多吃少動」的生活模式，便祕往往就會找上門，也影響了身體排毒機能。這時，許多人會選擇藉由多吃各類蔬果、燕麥等補充纖維質來達到排便的效果，但**除了多吃纖維外，其實更要多喝水**，因為腸道在消化的同時也會吸收水分，這時如果水分攝取不足，就會讓大便變硬，反而會卡在腸道中無法排出，當然也無法改善便祕問題。

平常就應該隨時多喝水，而不是等到渴了再喝，一天水分的攝取量約在二千～三千毫升左右。至於所謂「纖維質」也是一件很重要的事，一般纖維質分為**非水溶性**和**水溶性**兩種不同類型，前者如一般蔬菜、地瓜、鳳梨等，後者則如海藻類、木耳、燕麥、愛玉子等略帶黏性的物質，建議可以多攝取一些水溶性的纖維質，不僅能抑制飲食中油脂的吸收，預防心血管疾病等，對於腸道消化也很有幫助。

提高新陳代謝，泡湯最優

隨著氣溫驟降，泡湯已經是現代人相當常見的休閒之一，以前比較廣為人知的泡湯地點可能只有北投、知本、四重溪等地方，但因為現代人越來越愛泡湯，所以有很多飯店都設有溫泉，也有一些讓人可以短暫泡溫泉享受的好所在，讓泡湯不再只是旅遊時才能安排的活動，而是隨時想到就能去的休閒娛樂。

泡湯到底有什麼好處？

❶ **促進血液循環、加強新陳代謝**：泡湯有一個很大的作用，就是促進血液循環，還能加強新陳代謝，如果是血液循環本來就不順暢的人，新陳代謝的速度通常就會跟著變慢，而這樣，對身體健康會帶來不好的影響。在泡湯的時候，恰到好處的水溫可以加速血液循環的速度，讓身體可以順利地把堆積以久的廢物代謝出體外，通常有手腳冰冷症的人，都

可以因為泡湯而改善，也可以增進其他的機能。

❷ **增進卡路里的消耗，幫助減重瘦身**：就像前面所說，泡湯可以促進血液循環，加速身體的新陳代謝，而這樣身體也比較不容易堆積多餘的水分跟脂肪，而泡湯時會大量流汗，有助於消耗卡路里，所以對於想要瘦身的人，想必是一大佳音。而如果是平時都不運動的人，不妨也可以藉由泡湯來彌補一下，雖然不能完全取代運動的好處，但總比什麼都不做來的好。

❸ **消除身體的疲勞，幫助緊繃情緒抒發**：現代人的工作越來越忙碌，大家都為了生活而奔忙，導致壓力越來越大，所以一定要找到一件事情，可以讓自己抒發緊繃的情緒，而泡湯不僅可以讓情緒獲得舒緩，也可以讓奔忙一整天的身體獲得解放，如果睡眠品質不太好的人，不妨可以試著去泡泡湯，晚上也許會比較好睡。

❹ **讓膚質變得更好**：因為泡湯時的高水溫，會讓我們留很多汗，而流汗可以幫助身體排出不需要的東西，包括阻塞在毛細孔當中的老舊廢物，這樣反覆的作用，會讓皮下組織的角質層更新、再生，進而讓膚質變得更好。

臺灣的五大代表溫泉

溫泉有很多不同的種類，而每一種溫泉都有不同的作用，接下來就要替大家簡單的介紹，臺灣代表的五大溫泉，以及分別的功效。

❶ **硫磺泉**：硫磺泉是治療慢性皮膚病最好的方法，不僅能夠排毒、解毒、止癢，還可以軟化肌膚的角質層，但硫磺泉並不適合年紀比較大，或是體質比較虛弱的人。推薦地點為北投、陽明山。

❷ **食鹽泉**：食鹽泉可以改善皮膚的組織，所以很適合皮膚不好的人，另外，食鹽泉可以改善貧血、手腳冰冷、糖尿病、過敏性支氣管炎等症狀，但並不適合有高血壓、肺結核的人。推薦地點為關子嶺。

❸ **碳酸泉**：碳酸泉可以促進血液循環，改善心臟及血管的功能，像是心臟病、高血壓、風濕、關節炎等症狀，都可以泡碳酸泉來改善，但並不適合腸胃、腎臟不好的人。推薦地點為廬山、四重溪、谷關。

❹ **單純泉**：單純泉可以幫助減輕身體的疼痛，也可以促進血液循環，泡單純泉可以減

緩中風及神經痛的症狀，所以很適合年紀比較大的人。推薦地點為金山。

❺ **碳酸氫鈉泉**：碳酸氫鈉泉可以讓皮膚變得滋潤，也可以軟化肌膚的角質層，所以很適合女孩子，另外，碳酸氫鈉泉還有消炎、去疤的作用，所以也很適合燒燙傷的患者。推薦地點為烏來、知本、礁溪。

溫泉三大功效

據研究顯示，泡溫泉其實是一種非常好的療法，除了醫療上的治療之外，也可以把溫泉當做是一種輔助療法，主要具有以下三大功效：

❶ **熱療效應**：泡溫泉可以減緩肌肉疼痛、肌肉痙攣的症狀，還可以促進血液循環，增加肌腱的伸展性，另外還具有擴散、噬菌作用，可以增強人體的免疫力及內分泌。

❷ **機械力學效應**：因為溫泉的水壓會使腹內壓、中央靜脈壓、腦脊髓壓增加，進而產生利尿作用，再加上前面所提到會增強身體的伸展性，可以使肌肉放鬆、減少疼痛，讓身體的活動更加順暢，所以也有助於運動機能的改善。

❸**化學效應**：大家都知道溫泉是地下的水源，而地熱是夾帶著地質成分而成，所以不同地方的溫泉，夾帶著不同的地質成分，所擁有的功效也就不盡相同，因此如果有一些確切的症狀想要改善，不妨可以先調查一下各地的溫泉及其療效。

泡溫泉的禁忌

雖然說泡溫泉有非常多的好處，但並不是所有人都可以泡，還是有一些禁忌，所以一定要先了解自己的體質能不能泡溫泉，參考以下條件：

❶肚子餓的時候不能泡溫泉，否則容易會有頭暈、想吐的情形。而如果才剛泡完溫泉，也不要一次吃太多東西。

❷如果正在發燒，就不能泡溫泉。

❸如果身體處於非常疲累的狀態，泡溫泉恐怕只會讓你越來越累。

❹如果有睡眠不足的情形，突然泡溫泉可能會有休克、腦部溢血的情形。

❺如果處於心情亢奮，心跳速度非常快的時候，就不適合泡溫泉。另外，喝醉酒也請不要泡溫泉。

❻如果有以下疾病的患者，都請不要泡溫泉：皮膚病、敏感性肌膚、感染急性濕疹、

急性關節炎、多發性硬化症、出血性疾病、癌症等。

❼而如果是以下疾病的患者，都請經過醫師的同意，才可以泡溫泉：高血壓、心臟病、慢性肺病、氣喘、惡性腫瘤、白血病、糖尿病等。

❽如果有外傷，或是傷口已經發炎、化膿，都請不要泡溫泉。

❾女性在懷孕初期、末期，還有生理期間，都不能泡溫泉。

❿在泡溫泉的時候，只要稍稍感到不舒服，就請立刻離開。

心血管疾病患者，冬季泡湯須謹慎

前面有提到一些不適合泡溫泉的人，這當中最需要注意的就是心血管疾病的患者，例如心臟病、高血壓、曾經中風、或是心肌梗塞的患者，最好就要格外地小心，並不是不能泡，而是要聽從醫師的指示。

現在的天氣慢慢地轉冷，大家都很想要泡泡溫泉來暖身體，但是高水溫的溫泉會加速人體的血液循環，容易讓心血管疾病的患者感到胸悶、呼吸不順，也會導致血壓不穩，如果在超過42度的水中泡十五分鐘以上，嚴重甚至會導致心肌梗塞。

如果很想要泡湯，請嚴格遵守以下的步驟。

步驟一、要先經過醫師的同意，確認自己的狀況是否適合泡溫泉。

步驟二、如果醫生說可以，請選擇戶外溫泉，因為泡室內溫泉空氣無法流通，容易會引起呼吸不順暢。但是室外溫度低，跟水溫之間的溫差過大，可能會讓患者的心臟無法負荷，所以泡湯之前要先淋浴，讓身體適應水溫，泡湯的時候，不要泡到心臟以上，另外，千萬不要單獨前往，只要一感到頭暈、缺氧、氣悶，就要立刻求救。

步驟三、每次浸泡都不要超過十分鐘，最多不要超過三次。

步驟四、泡完之後要多補充水分，至少五百毫升，以免身體因缺水而導致休克。

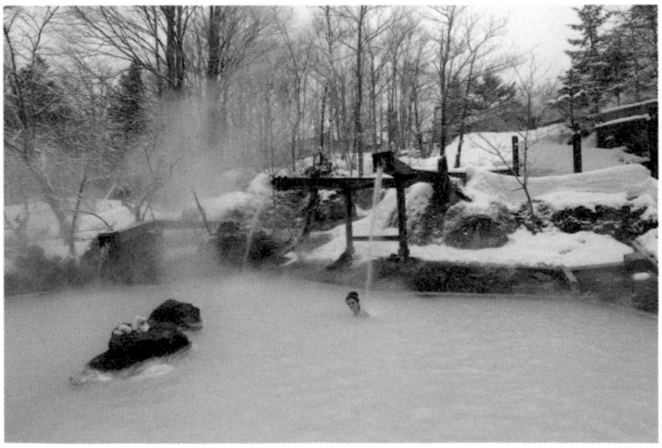

▶ 因室外溫度低，跟水溫之間的溫差，可能會讓患者的心臟無法負荷，所以泡戶外溫泉須特別注意。

破解便祕偏方

您也有便祕的困擾嗎？其實這是現代人的文明病，在臨床上，常有患者抱怨，明明已經吃了很多蔬菜水果，卻仍有便祕的困擾；其實蔬菜和水果雖然富含纖維質，但如果水分喝得不夠多，反而容易造成便祕。因為食物在經過腸胃消化後，剩餘的殘渣會形成糞便，此時會和大腸搶水分，若水分不足，就可能埋下誘發便祕的危險因子。

當然如果蔬果攝取不足，也無法每天排便，且留在大腸的時間越久，水分會被重新吸收，此時糞便會更為乾燥，更難以排出。其他如運動不足、腸道血液循環不佳、常吃烤炸辣外食等，都有可能造成腸道蠕動不良，進而導致便祕。

另外，一些慢性疾病，如糖尿病久病的神經病變、神經內科疾病、甲狀腺功能低下，甚至情緒壓力等，都可能會有便祕的現象出現。所以想要排便順暢，除了平時應均衡飲食，補充足夠纖維質，也應攝取水份，配合運動，幫助腸道蠕動增加；從改善平時生活習慣開始做起，並徹底改變容易便祕的體質，才能有效減少便祕出現，也能降低罹患大腸癌等疾病的風險。

以下介紹坊間流傳許久，有助排便的迷思：

❶ 在三餐中加入辣椒？

有這種說法，是因為辣椒具有刺激性，如果吃進體內，對於消化道也可以帶來刺激，促進腸胃蠕動，但是辣椒的刺激性不適合攝取太多，如果吃得太辣，可能會對身體造成很大的負擔及傷害，雖然這個說法不完全是錯誤的，卻是種很不健康的做法，所以我並不贊成便祕的患者使用這種方法，如果長期受便祕所苦，還是要找出為什麼會便祕，再進一步的尋求解決方案，如果過度依賴這個方式，可能會造成其他的問題產生。

❷ 口服大劑量維生素C？

不愛吃青菜跟水果的人一定常聽到爸媽說：「蔬菜水果含

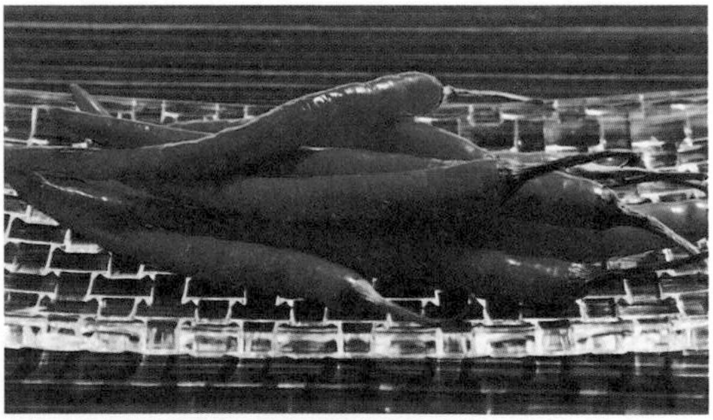

◀ 辣椒具有刺激性，對於消化道可以帶來刺激、促進腸胃蠕動，但是若攝取太多，反而可能會對身體造成更大的負擔及傷害。

有豐富的維生素，如果不吃會便祕喔！」但有些人長年外食，很少吃蔬果，或是忙到沒時間吃水果的人，往往都會依賴口服的維生素C補充劑，也就是維他命C。

維生素C補充劑的副作用就是腹瀉，所以經常會被拿來治療便祕，但是如果太過依賴，可能會引起一些不良反應，因此不建議長時間服用大劑量的維生素C，直接從新鮮水果及蔬菜中攝取還是比較好。

❸ 酒精的刺激性？

有營養師認為，酒精具有刺激腸胃的作用，只要喝酒，就可以促進腸胃蠕動，所以可以用來治療便祕，但是對於這個理論，我認為是有待商榷的，雖然酒精的刺激性確實可能會促進腸胃蠕動，卻沒有人知道要喝多少久才能排泄，而且每個人的體質都不相同。

有人對酒精過敏，有人喝了酒會脹氣，就算沒有這些問題，喝太多酒也可能會上癮，影響到身體健康，而且酒在中醫屬熱性的食物，在便祕的體內只會造成火上加油，使便祕更嚴重，所以對於這個作法，我是持反對的意見。

❹ 早上喝鹽水？

曾經有人說，早上起床喝一杯鹽水，就有助於排便，但是我認為這個理論是錯誤的。要知道如果攝取過多的鹽分，對身體會造成很大的負擔，尤其是腎臟。

你也許會說一天一杯淡鹽水，會有甚麼問題？但是一整天不可能只攝取那一點點的鹽分，何況人在睡覺時，身體的所有作用都還在進行中，如果早上起來立刻喝鹽水，可能會導致脫水症狀，所以喝水是對的，但可以不必額外加鹽，一早起來立刻喝一杯溫水，就可以喚醒沉睡中的腸胃道。促進腸胃蠕動，這樣就可以達到通便的作用。

❺ 鮮榨蔬果汁？

前面有提到新鮮水果中富含人體需要的維生素C，而維生素C可以促進腸胃蠕動，但若是沒時間吃水果的

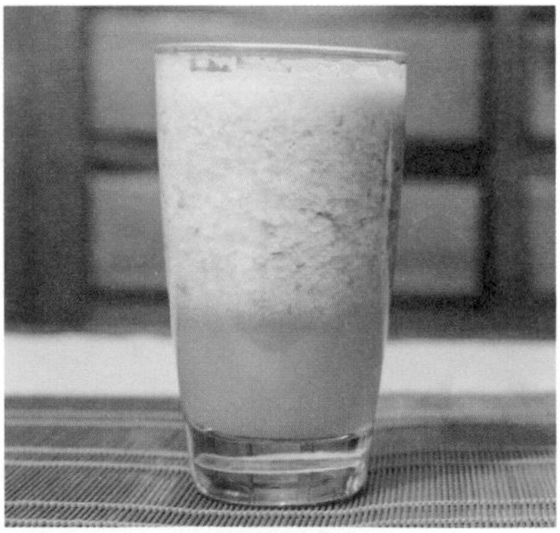

◀ 蔬果榨成汁的過程中，其實流失了很多人體需要的不溶性膳食纖維。而這些纖維正是刺激腸胃蠕動的關鍵。

人，找出的替代方案可能是現榨的水果汁，認為這樣也算是補充了不足的維生素C，但這是大錯特錯的！

當蔬菜跟水果榨成果汁時，過程中其實流失了很多不溶性的膳食纖維，而這些纖維對人體來說正是不可缺少的，刺激腸胃蠕動就是他們的工作，所以榨成果汁等於是把促進排便的重點給趕走了，所以建議大家還是要直接從蔬菜及新鮮水果中攝取維生素C，才是最好的。

❻ 便祕時喝濃茶？

人家說多喝水可以幫助排便，那麼茶是不是也一樣可以呢？這個問題我認為答案是否定的，雖然茶跟水同樣都替身體帶來水分，但茶當中卻有很多是水沒有的東西，某些東西不僅沒辦法改善便祕，甚至有可能會造成便祕。

茶當中有一種叫做茶多酚的物質，茶多酚會影響到人體的吸收，進而導致便祕，所以有便祕問題的人千萬不要常喝茶，尤其是濃茶，或是搭配能夠治療便祕的中藥茶飲，但是也不能過度依賴，白開水還是比較好。

❼ 番瀉葉清宿便？

因為番瀉葉具有清宿便的作用，所以有人會拿它來治療便祕，但是吃一點點或許還可以，如果吃太多劑量，可能會影響到腸胃系統，還會有讓人想吐的副作用，所以我不會使用番瀉葉來治療便祕的患者。而且番瀉葉因為可以清宿便、排除身體多餘的水分，所以被很多業者加在減肥茶中販售，這曾經引起過很多不好的問題，所以我並不贊成使用番瀉葉，尤其不能過度依賴。

❽ 大黃是中醫常用的瀉劑？

大黃是中醫常用的瀉劑之一，可以促進腸胃蠕動，具有清腸通便的作用，但是以中醫的觀點來看，大黃的毒性很強，不適合長期服用，如果長期服用，可能會讓身體沒辦法吸收足夠的營養，甚至會導致慢性肝炎、腎衰竭、腎結石、心律不整等問題，所以千萬不可以過度依賴大黃，它通常只能使用在急性的便祕，如果是長期的便祕患者，建議還是要找個專業的中醫師，尋求最適合自己的治療方式才好。

小腹肥胖

1min 重點

小腹凸出大不同

【水腫型小腹】代謝速度比較慢而造成水腫，應避免生冷食物，包括冰飲，多運動，提升身體的代謝率。

【姿勢不良型小腹】長時間站姿跟坐姿不正確形成小腹凸出，注意改善自己的姿勢，可以請推拿師幫助矯正！

【氣虛型小腹】其他部位都不胖，小腹凸，調整生活作息，不要熬夜、抽菸、喝酒，培養運動習慣，找中醫師調理。

【脂肪型小腹】因為肥胖而產生的小腹，調整飲食方式，多運動，找專業的中醫師幫助調理。

【便祕型小腹】多吃高纖的食物、常運動以增加腸胃蠕動的機會，也可以找專業的中醫師幫助調理。

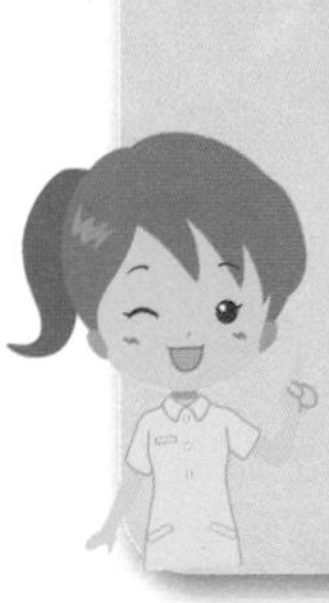

有減重經驗的人，都可能聽說過：小腹是最難瘦的。以至於有人會因此懷疑，小腹是不是根本就瘦不下來？一旦脂肪累積在小腹，是不是就會永久定居，再也不願意離開？

其實並不是這樣，腹部的脂肪是會流動的，但前提是你必須要運動，唯有運動才能讓你擺脫腹部的脂肪，就算你吃得再少，如果不運動，恐怕得永遠和小腹共存了。不過，造成小腹的原因有很多種，除了脂肪堆積之外，也可能是因為骨盆前傾而造成，如果是這種類型，可能就得尋求其他的解決方式。

腹肌鬆弛造成的小腹肥胖原因？

❶ **姿勢不良、骨盆前傾**：如果長時間姿勢不正確，就容易導致小腹凸出，不論是站姿或坐姿都一樣，如果長時間駝背，就會讓脂肪全部堆積在小腹。至於骨盆前傾，如果是經常需要穿高跟鞋，或是沒有運動習慣的中年婦女，會比較容易有這個問題，我們的身體是會不斷變化的，為了要維持平衡，骨盆就會自己向前傾，進而造成小腹凸出。但不論是姿勢不良或是骨盆前傾，其實都是可以矯正改善的，所以不用太過消極。

❷ **產後**：剛生產完的婦女，非常容易有小腹凸出的問題，第一是因為懷孕期間吃的比較多，導致累積了較多的脂肪，再者是因為肚子因懷孕而被撐大，導致生產完會有肚皮鬆

弛的問題，但可以不用太擔心，只要慢慢地讓自己瘦下來，尋求健康的瘦身方法，一定可以回到生產前的狀態，像是哺乳其實也會幫助瘦身。

❸ **脂肪堆積**：這應該是小腹凸出最主要的原因，肥胖現在已經是文明病之一，十個人當中大概就會有四個人有過重的問題，而小腹是身體最容易胖的部位，卻也是最難瘦的部位，不過並不是瘦不下來，前面也提到腹部的脂肪是會流動的，只要選擇正確的減重方式，搭配良好的運動習慣，有朝一日絕對可以消去鮪魚肚的。

何謂「骨盆前傾」產生的小腹凸出？

就如同前面所提到，經常穿高跟鞋，以及缺乏運動的中年婦女，比較容易會有骨盆前傾的問題。穿高跟鞋的時候，因為腳跟會被提高，這時為了保持身體的平衡，骨盆就會向前傾。而缺乏運動的中年婦女，因為本來就很容易累積脂肪在腹部及臀部，如果又缺乏運動，會漸漸地導致身體失去平衡，這時為了保持身體的平衡，骨盆就會向前傾。

那麼要如何驗證自己是否有骨盆前傾的問題呢？方法其實很簡單，只要找一面平整的牆壁，接著將背部及臀部緊貼於牆上，然後握緊拳頭，放入牆壁和腰的空隙中，如果牆壁跟腰之間還有空隙，就表示你有骨盆前傾的問題。

針對腹部鬆弛型的小腹肥胖有什麼方法可以搶救？

因為腹部鬆弛而導致的小腹肥胖，一般來說剛生產完的婦女會比較容易有這個問題，因為懷孕時肚子被撐大，孩子出生後，肚皮沒辦法立刻恢復原狀，進而變得鬆弛，經常有媽媽為了這個問題感到困擾，現在就要告訴大家一個改善腹部鬆弛的好方法——刮痧。

我們人體有無數條經脈、經絡，而腹部更是人體經絡循行的主要部位，如果沒有運動的習慣，腹部的經絡就容易阻塞不通，這時最好的疏通方法，就是刮痧，只要學會刮痧，並且經常實行，消除腹部的贅肉絕對不是夢想，不過運動還是很重要的。

除了刮痧之外，有一些能夠幫助瘦小腹的穴

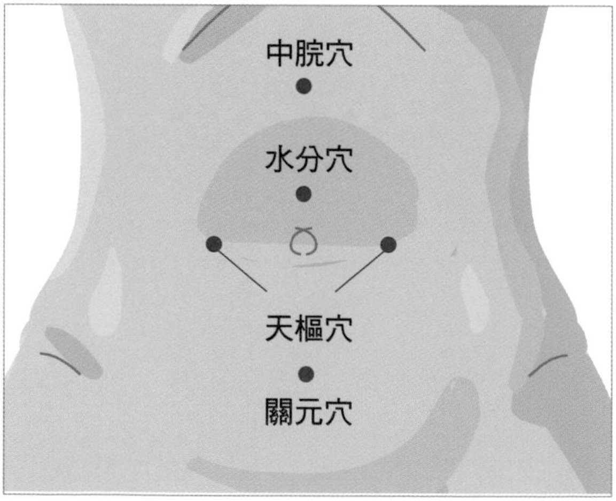

道，例如天樞穴（肚臍旁二寸）、水分穴（肚臍上一寸）、關元穴（肚臍下三寸）、中脘穴（肚臍上四寸）等，只要經常按壓，就能幫助消除堆積在小腹的脂肪。

小腹凸出的部位在哪裡？有等級之分嗎？

小腹凸出的部位通常指肚臍周圍，但有些人的凸出範圍甚至會到腰部及上腹部。如果小腹的厚度超過四公分，通常是因為脂肪過多，也就是肥胖導致；若是不到四公分，就可能是因為宿便或是內臟脂肪過量；而若是小腹缺乏彈性，通常就是因為小腹鬆弛。

如果要幫凸出的小腹分級，我們通常會以堆積的脂肪厚度，以及肚皮鬆弛的狀況來分，一般來說可以分成三級，有些人雖然看起來沒有小腹，但其實有輕微的肚皮鬆弛，以及些許的脂肪，這樣就只是第一級；而如果小腹明顯凸出，且鬆弛跟脂肪堆積的狀況都比較嚴重，就會被分到第三級；處於兩者之間則是第二級。

小腹變大對健康有什麼影響？

腰圍的粗細對於身體的健康，其實扮演著相當重要的角色，因為腰圍可以直接反映出腹部的脂肪有多少，腰圍若是太粗，會比一般人還容易罹患某些疾病，例如糖尿病、高血壓、心臟病、高血脂、骨質疏鬆、甚至是老年失智。

如果腹部堆積了太多脂肪，就容易影響到身體的代謝，進而提升心血管疾病的風險，另外，據研究顯示，肥胖也容易影響到睡眠品質，而睡眠品質更是跟身體健康息息相關。也有學者認為，腰圍越粗，大腦就會越小，所以老年失智的比例也比較高。

除此之外，也要提醒女性們，如果腹部脂肪太厚，受孕的機率就會比較低，而生產也會變得比較困難，所以如果想要懷孕生小孩，請一定要格外注意這個問題，千萬別忽略腰圍對健康的重要性。

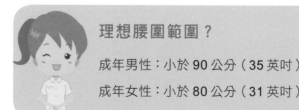

理想腰圍範圍？

成年男性：小於 90 公分（35 英吋）

成年女性：小於 80 公分（31 英吋）

避免小腹凸出的方法

首先要先找出造成小腹凸出的原因，有時候不一定是因為肥胖，而是其他問題所導致。

❶ **水腫型小腹**：大部分的人其實都有水腫的問題，只是輕微跟嚴重的差別，有些人的

代謝速度比較慢，很難將多餘的水份排出體外，就容易造成水腫，如果有這樣的問題，建議要避免生冷的食物，包括冰飲，另外，平時也要多加運動，提升身體的代謝率，讓水份容易排出。

❷ **姿勢不良型小腹**：如果長時間站姿跟坐姿都不正確，身體就會為了維持平衡，而自己調整，例如骨盆可能會向前或向後傾，小腹就會因此而凸出，進而形成小腹，如果有這樣的問題，就要開始改善自己的姿勢，可以請推拿師幫助處理。

❸ **氣虛型小腹**：有些人明明其他部位都不胖，唯獨就是小腹凸凸，這種人通常都是屬於氣虛型小腹，如果有這樣的問題，建議要調整自己的生活作息，不要熬夜、抽菸、喝酒，也要培養良好的運動習慣，另外，可以找專業的中醫師幫助調理。

❹ **脂肪型小腹**：這是最常見的例子，因為肥胖而產生的小腹，如果有這樣的問題，就要快點擬訂最適合自己的減重計畫，不只要調整飲食方式，也要多運動，另外，可以找專業的中醫師幫助調理。

❺ **便祕型小腹**：便祕已經變成現代的文明病之一，如果滿肚子都是宿便，那當然會形

成小腹，如果有這樣的問題，就要多吃一些高纖的食物，例如新鮮的蔬果、優酪乳，也要常運動，增加腸胃蠕動的機會，另外，可以找專業的中醫師幫助調理。

長期便祕，可能要注意哪些婦科疾病？

據研究顯示，在長期便祕的患者當中，有越來越多人也同時罹患了子宮頸癌，以子宮頸癌來說，在罹患此病症的患者當中，有部分的人會因為此而影響到正常的腸胃蠕動，進而造成便祕，所以千萬不要認為便祕只是小問題，如果超過三個禮拜都未見改善，最好就要立刻就醫治療，檢查是否有合併婦科疾病，如果排便不順暢，平時就要多補充高纖維的食物，例如新鮮的蔬果，也要多喝水，並且保持適量的運動，但如果這樣都沒有改善，便祕情況超過三週，最好就要尋求專業的醫師診治。

生活好習慣，拒當小腹婆！

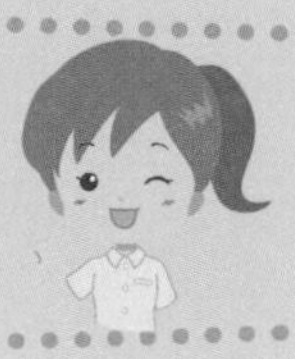

一、選擇對身體有益的澱粉類食物：有人說過，只要徹底杜絕澱粉，就能夠杜絕脂肪，但其實這是個不正確的觀念，減少澱粉的攝取，並不一定會讓你的小腹瘦下來，反而會造成營養失衡，所以不妨可以選擇一些對身體有益的澱粉類食品，像是地瓜、糙米、全麥等，這些澱粉類食品可以讓你有飽足感，也可以讓你充滿精神，而且這些澱粉類的分子較小，比起其他的澱粉，更容易被身體吸收、分解，造成的負擔也比較小，但並不是怎麼吃都沒關係，還是要拿捏好份量。

二、多吃能夠利尿的食物：如果有水腫問題的人，可以多吃薏仁、冬瓜、紅豆、綠豆、菠菜、西瓜等具有利尿作用的食物，這樣才能讓身體排出多餘的水份，其他像咖啡、紅茶、綠茶等含有咖啡因的東西，其實也具有利尿作用，但是一天不能攝取過量才好。

三、不要攝取太多鹽分：因為鹽分會讓水份更難排出體外，容易讓水腫更加嚴重，所以像是零食、罐頭、泡麵、高鹽食物等，最好都不要吃太多，否則會影響到身體的新陳代謝。

四、遠離甜食、高油：甜點跟油其實也都是造成水腫的兇手之一，所以平時要多注意自己飲食中的含量，建議可以用橄欖油來取代沙拉油，但也不能過量，而甜點則是少吃比較好。

下半身肥胖

二十五歲之後新陳代謝就會變慢嗎？

新陳代謝是指人體為了維持生命及修復身體機能，作用於體內所進行的吸收、消耗、轉換、儲存能量等一系列的化學反應循環過程，而新陳代謝的速率快慢是指人體熱量釋出的多寡，同時也代表著細胞生長與身體老化的速度。

影響新陳代謝速率的快慢因素，包括隨著年齡、體重、內分泌或遺傳等的變化，都會有所影響。年齡越大，所需的熱量就會減少，人體從出生之後新陳代謝會不斷提高，根據統計顯示，從發育期至二十五歲會到達高峰，之後新陳代謝率便會隨年齡增長逐年下降、變差、變慢，進而開始有老化現象出現。

臀部下垂

臀部下垂，中醫有什麼自我拉提的方法？

根據中醫理論，經絡串連著全身，內連臟腑、外絡肢節，經絡阻塞不順，便會影響到身體機能運作，五臟六腑與經絡動態息息相關。

經絡穴位減肥為中醫減肥的方法之一，人體中共有三百六十多個穴位以及十二經絡，按壓特定穴位時，可促進所屬經絡的疏通，從而刺激神經傳導，達到中醫減肥的效果。而**主管臀部穴位為「承伏」、「環跳」**。

❶ **承伏穴**：位於臀部跟大腿交界處的正中央下緣，左右各一，可藉由垂直按壓「承伏」穴位，再將指力往上勾起，來加強疏經活絡，刺激臀部肌肉的收縮，可加強提升緊實、拉提臀部線條的效果，來改善臀部下垂的狀況。

❷ **環跳穴**：位於兩外側臀部的正中間，於股骨後方

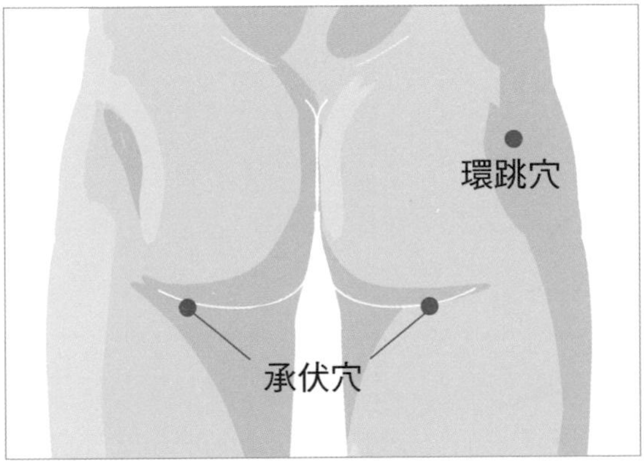

凹陷處。為足少陽膽經的經穴，接近髖關節，拇指按壓、圈狀按摩此穴可改善血液循環，消除下半身堆積的脂肪與浮腫。

脂肪型的臀部肥胖容易產生的疾病？

脂肪型臀部肥胖，多是食物熱量攝取過高、生活壓力作息不規律，而由於脂肪量堆積，使體脂肪異常，更可能導致心臟病、高血壓等心血管疾病生成。身體機能代謝也會因此變弱，甚至是造成荷爾蒙失調。尤其對於女性肥胖者來說，過多的脂肪會使雌激素過度增多，影響著卵巢分泌的週期活動，使排卵、經期處於不正常狀態，產生子宮肌瘤等疾病。再者，肥胖女性血內若有雄性激素過度增高，抑制了卵泡發育，更可能引發不孕、閉經等病狀發生機率提高。

如何消除脂肪型的臀部肥胖？甚麼樣的人適合？甚麼樣的人不適合？

脂肪型臀部肥胖通常是因攝取太多的高熱量食物，使皮下脂肪積聚、皮膚厚實，臀部脂肪細胞數目過多或過大而造成局部肥胖，要消除脂肪型肥胖，可選擇有促進血液循環功能的食品，使微血管給皮下組織有更多的氧氣提供，來促進加速脂肪氧化分解。同時，節制飲食，避免高糖、高油脂的精緻食物、少喝含糖飲料，並加強局部的運動，如快走或抬腿運動，大量活動屁股和大腿肌肉，使下半身循環代謝快，來減少脂肪堆積養成。

中醫有穴位埋線減肥、針灸、穴位按摩等改善肥胖方式，但由於個人體質不盡相同，中醫理論重於辨證論治，依照個人體質變化需求不一，肥胖類型有別，因此減重方式會有所轉變，並非每一種方式都適用於每個人。

例如，脂肪型肥胖者，體脂肪處於過重、異常者應先行減重動作，搭配飲食、生活作息、適量的藥物幫助來改善體質，使體重下降。而後再做局部修飾輔助功夫，也就是所謂的埋線、針灸、穴位按摩來達到減肥效果。但最重要的還是尋在求醫療減重前，應了解自身身體狀況，是否適合各類療程。此外，心態也應有所調整，盡量將不良的生活習慣做調整，不僅是減重更要顧慮到身體的健康。

大腿肥胖

愛美的女性們一定都非常嚮往女藝人的美腿，不論穿短褲、短裙或緊身牛仔褲，都一樣好看，這邊就要告訴大家針對大腿雕塑，哪些穴道是最有效的。例如伏兔穴、陰市穴、髀關穴、陰陵泉穴、血海穴等，對於大腿雕塑，都有很好的改善效果，建議各位女性不妨可以多加按壓，或是請專業的中醫師作針灸。

另外，有四條經絡也想要介紹給大家，分別是脾經、膽經、肝經、腎經，這四條經絡都可以幫助瘦腿，但是建議大家只要選一條刮就好，若是不懂得如何刮經，或是不知道確切位置，可以先詢問自己信任的中醫師。

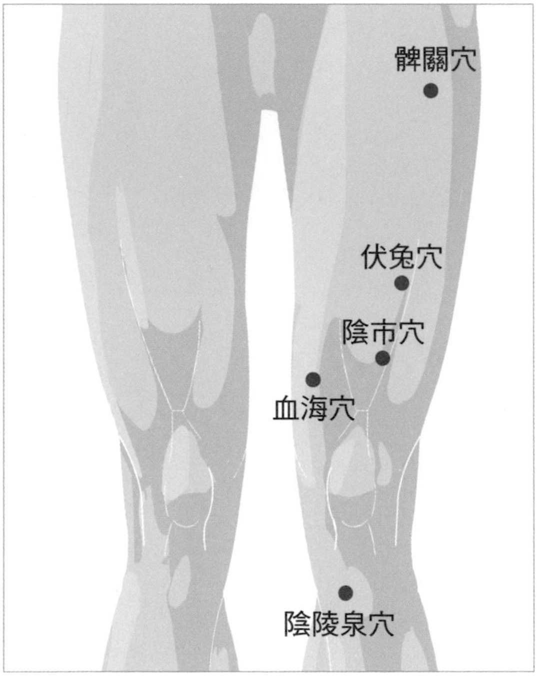

水腫型大腿肥胖的人是什麼原因造成？容易產生的疾病？

水腫型的大腿肥胖，通常是因為淋巴循環不良所致，由於代謝差，皮膚肌肉會鬆軟無彈性，體內廢物也不易排出，加上飲食吃過多重口味、過鹹、太刺激的食物以及工作久坐或是長期站立者、活動力不足而產生虛胖水腫型肥胖。

水腫型肥胖，有時會因精神壓力引發荷爾蒙失調，使身體出現疾病，尤其是在電腦前久坐的工作者，更會使頸椎產生問題，四肢就易出現麻痹及水腫徵狀。此外，消化系統差，使體內垃圾、毒素排不出去便會有便祕病狀出現。因此水腫型肥胖者，應選用能促進淋巴循環，排除體內水分，有利尿作用的食品及改變飲食、不良的生活習慣。

水腫型大腿肥胖的人，有什麼簡單方法可以消除？

水腫型大腿肥胖，可藉由穴位指壓，來達到改善。由主管大腿的穴道，「腎俞」、「殷門」、「環跳」、「委中」等穴位來幫助腿部代謝順暢。

❶ **腎俞穴**：於骨盆上方。以輕壓方式，來作按壓促進經絡順暢。

❷ **環跳穴**：位於兩側臀部正中央，是足少陽膽經的經穴。經常按摩此穴可改善血液循環，有預防臀部下垂之效用，並可消除下半身水腫。

❸ **殷門穴**：於大腿後側，在承扶穴下方。指壓此穴可消除大腿贅肉，雕塑腿部曲線。

❹ **委中穴**：於膝蓋後方正中央的膝窩處。按摩此穴，主要改善腿部腫脹，刺激血液循環，修飾線條。

另外，中藥藥材針對水腫型肥胖大腿有纖腿功效，可選擇茯苓、薏苡仁、決明子、陳皮等有除濕利水、減重的改善，還有山楂、洋菜、絲瓜、苦瓜也都可以煮成茶飲，以茶代水來改變肥胖水腫的體質。

蘿蔔腿

擁有纖細美腿一定是所有女性的夢想，而大家最痛恨的當然就是爬上腿的蘿蔔，這邊就要告訴大家針對消除蘿蔔腿，哪些穴道是最有效的。例如承山穴、承筋穴等，對於蘿蔔腿，都有很好的改善效果，建議各位女性不妨可以多加按壓，或是請專業的中醫師作針灸。另外，有兩條經絡也想要推薦給大家，分別是胃經、膽經，這兩條經絡不僅可以幫助消除蘿蔔腿，也可以順暢氣血。

只要了解適合局部的穴道，就可以刺激血液循環、減少脂肪的堆積、美化肌肉的線條，只要持續按壓、針灸，再配合中藥的調理，一定可以達到完美的曲線。

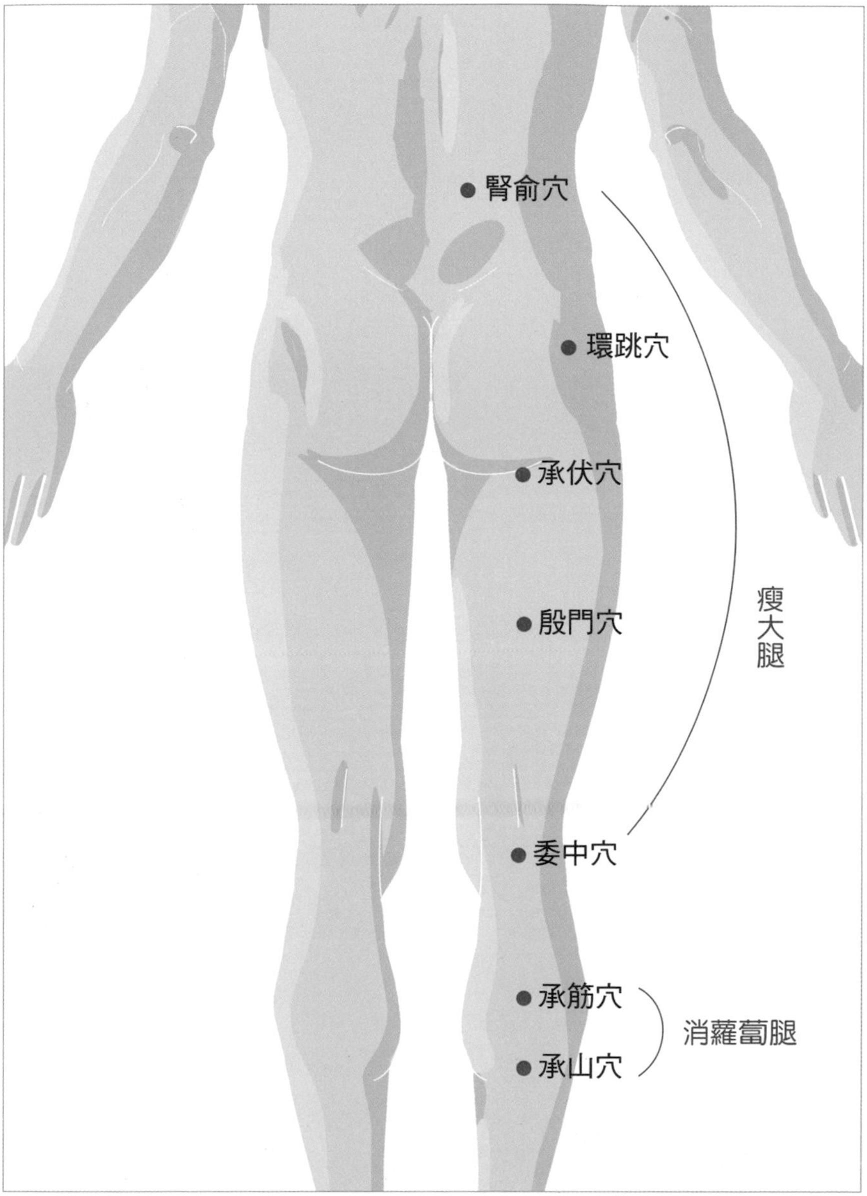
腎俞穴
環跳穴
承伏穴
殷門穴
委中穴
瘦大腿
承筋穴
承山穴
消蘿蔔腿

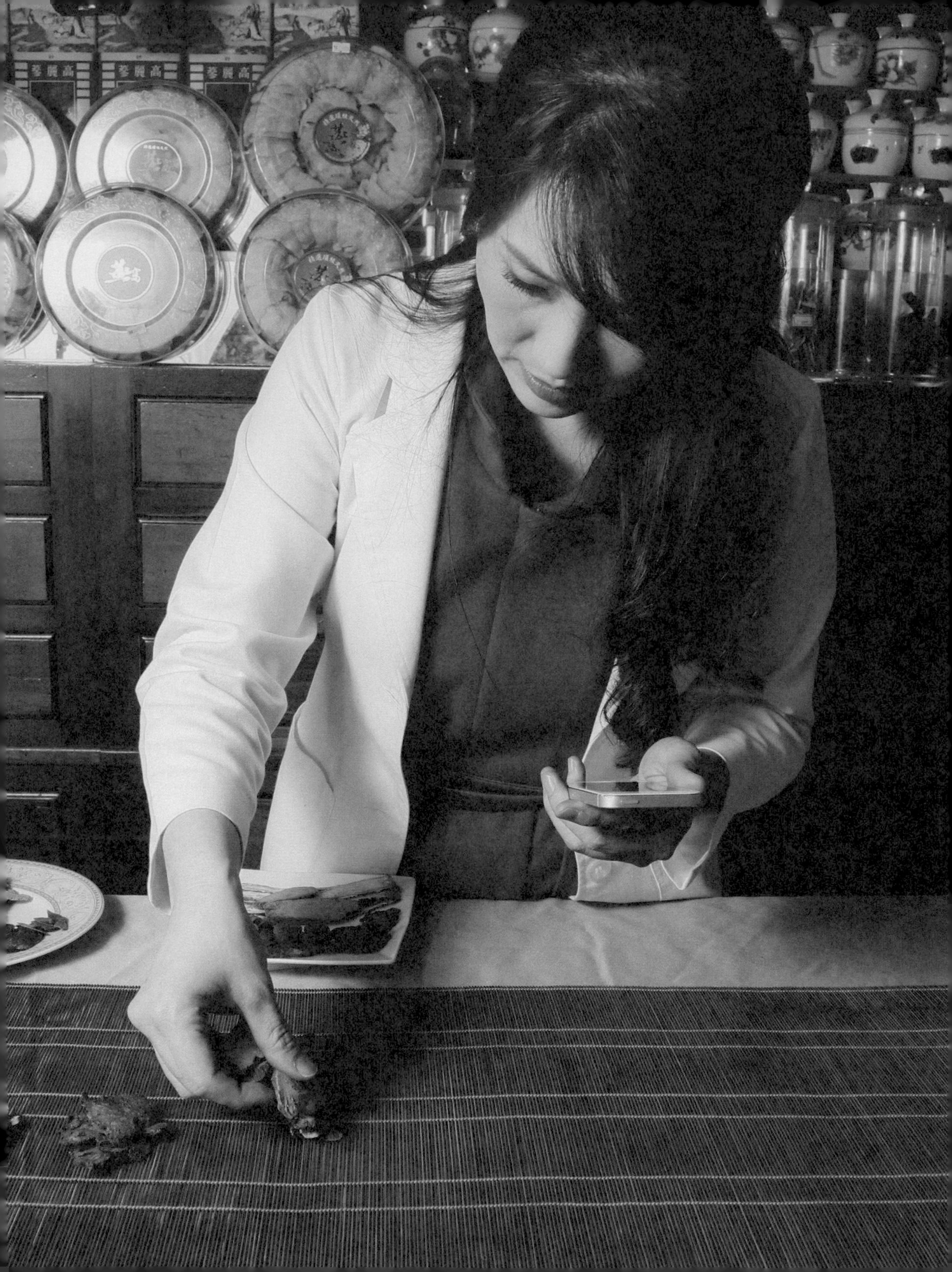
高麗蔘
高麗蔘
高麗蔘

貳

補中益氣篇

中年人體力與精神狀況大不如前，女性生理期如何保養？所謂「補腎」、「補血」，補的是什麼？從中醫觀點看各種補腎說，提供基本正確的保養概念與提升精力、體力和活力的良方。

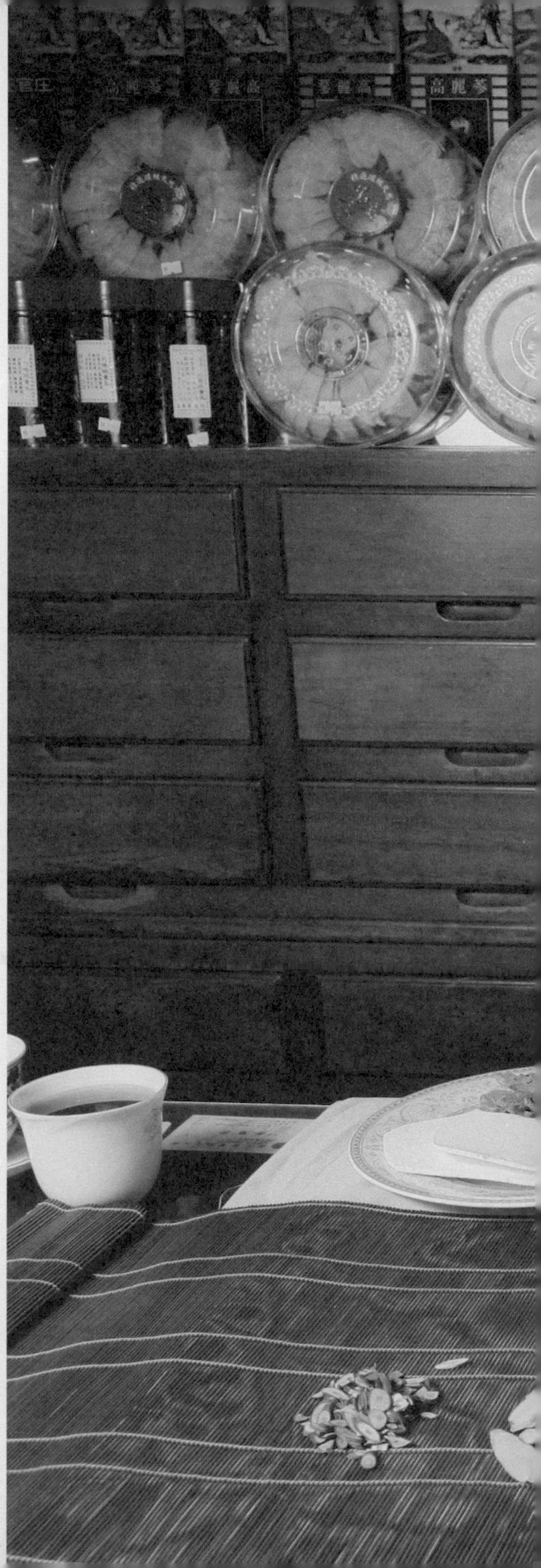

中醫看女性生理期

1min 重點

女性生理期，這樣保養就對了！

【氣滯型】心情低落、脾氣暴躁、便祕，可用疏肝解鬱法：逍遙散、柴胡疏肝散。多吃柑橘、蕎麥、韭菜、大蒜、玫瑰花茶、薄荷茶等。

【陰虛型】疲勞、頻尿、腰痠、睡眠差，適用健脾補腎法：知母地黃湯、知柏地黃丸、六味地黃丸。多吃百合、銀耳、木瓜、菠菜、山藥、糯米、花生、香菇、雞肉、牛肉等食物。

【飲食宜忌快覽】❶宜：經前吃牛奶、木瓜、豆漿、馬鈴薯，幫助豐胸；經期間喝酸梅湯，可減緩生理痛，白木耳、甜酒釀、當歸、膠質、蔬果、牛奶、木瓜、豆漿、馬鈴薯等；經期結束後吃白木耳、豬腳、海參、魚皮等富膠質食物。❷忌：要減緩生理痛，則偏寒、偏酸、偏辣，以及酒精、可樂、咖啡和茶飲等含鞣酸的食物要避免。

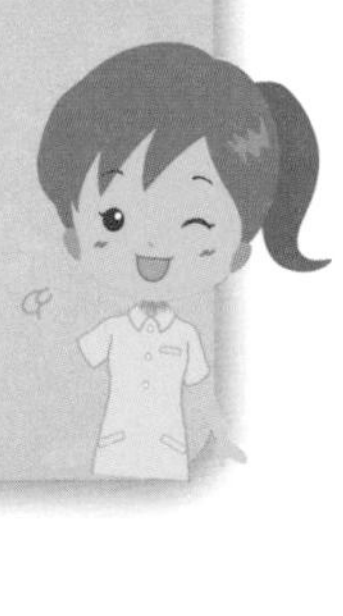

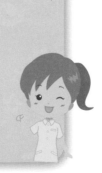

生理期來之前會有什麼症候群？

女性在月經來潮前，總是會出現一些徵兆，就像是在告訴妳，生理期快要來囉，我們稱之為經前症候群，一般的可能症狀有易怒、暴躁、歇斯底里、便祕、長青春痘、心情低落、精神差、水腫等，那麼該如何解決這些問題呢？以中醫的觀點來看，我們會將經前症候群分成兩種類型，分別是氣滯型、陰虛型。

❶ **氣滯型**：心情低落、脾氣暴躁、便祕、乳房脹痛，這類型的人我們通常會使用疏肝解鬱法，幫助紓解不良的情緒，減輕患者的壓力，例如逍遙散、柴胡疏肝散等複方中藥，都有很好的療效。另外，有一些食物也很有幫助，例如柑橘、蕎麥、韭菜、大蒜、玫瑰花茶、薄荷茶等。

❷ **陰虛型**：容易疲勞、頻尿、腰痠、睡眠品質差，這類型的人我們通常會使用健脾補腎法，因為體質較虛，透過滋補肝腎，替身體補補元氣，例如知母地黃湯、知柏地黃丸、六味地黃丸、健固湯、腎氣丸等藥方，都有很好的療效。另外，有一些食物也很有幫助，例如百合、銀耳、木瓜、菠菜、山藥粥、糯米、大麥、花生、香菇、雞肉、牛肉等。

在中醫的角度，為什麼會生理痛？

以中醫的角度來看，痛經的問題，可能是因為體內的氣血不順暢，導致排血困難，當經血沒辦法順利地排出體外，就會導致痛經，我們通常會將痛經患者分成三種類型。

❶ **氣血虛弱**：之所以會有這個問題，是因為三經虧損所導致，所謂的三經是指心、脾、腎，因為三經虧損，造成氣血虛弱，除了痛經之外，通常還會有頭痛、噁心、暈眩、體寒等現象。

❷ **肝鬱氣滯**：中醫稱之為「肝脾不和」，這類型的患者在生理期前就會有腹痛的情況，生理期中也不見改善，還會有血塊的產生，除了痛經之外，情緒也比較不穩定。

❸ **寒濕凝滯**：這類型的患者通常是因為長期喝冷飲所造成，在生理期前就會有腹痛的情況，生理期中也不見改善，還會感到腰痠背痛，必須靠熱敷才能舒緩。

如果長期經痛，會導致什麼疾病的產生？

據研究顯示，長期經痛可能會導致腦部產生變化，因為長期忍受經痛，會讓脾氣變得難以控制，也會讓心情長期處於低落、憂鬱的狀態，情緒也容易變得暴躁，在這樣不斷地惡性循環之下，會給身體帶來極大的壓力，而壓力就可能會讓腦部的結構產生改變，或許會增厚，或許會萎縮，如果繼續忍受，放著不去處理，就會讓這樣的情形繼續惡化，變得難以控制，一旦腦部的結構不斷地變化，會變得連痛覺都無法控制，可能會放大疼痛，到最後恐怕想治療也沒得治療，所以如果有經痛的問題，建議要及早治療，不要一直忍耐。

生理痛的症狀比較容易發生在哪些人身上？

一般來說，有人可能是因為遺傳，像是媽媽也有經痛的問題，或是生活習慣不良，有抽菸、喝酒的習慣，或是有過胖的問題，這些可能都是造成痛經的原因，另外，以中醫的觀點來看，我們會將容易經痛的人分成兩種體質。

❶ **陽虛質**：這類型的人體質偏虛，容易手腳冰冷，身體也格外地怕冷，就算夏天也不愛吹冷氣，小便的顏色比較清，建議平時可以多吃一些屬性較熱的食物，例如牛肉、羊肉、生薑、當歸等，而西瓜、冰飲、梨子等屬性較涼的食物，則是盡量不要多吃。

❷ **血瘀質**：這類型的人膚色跟唇色都會比較暗沉，舌頭的顏色也偏紫，還有皮膚粗糙

的問題，刷牙時經常出血，有時瘀青都不知道原因為何，情緒也會比較暴躁，經血的顏色偏暗，還有血塊的問題，建議平時可以多吃一些能活血行氣、舒肝解鬱的食物，例如金桔、山楂、玫瑰花、黑豆、川芎等，不要吃得太過油膩。

生理期來的時候千萬不要吃什麼？

❶ **屬性偏寒的食物**：前面也有提到，如果吃太多屬性偏寒的食物，就會導致寒濕凝滯型的經痛，除了冷飲之外，其他像西瓜、梨子、奇異果、蘆薈、石蓮花、絲瓜、蘿蔔、冬瓜、空心菜等食物，都是比較寒冷的食物，建議生理期的時候都不要吃。

❷ **屬性偏酸的食物**：酸性食物有收斂作用，容易讓血液凝固，無法順暢地排出體外，所以在生理期的時候，最好碰都不要碰，例如泡菜、梅子、草莓、楊桃、櫻桃、酸棗、芒果、李子、檸檬等。

❸ **屬性偏辣的食物**：如果在生理期時吃太辣，會讓子宮的肌肉過度收縮，導致痛經更加嚴重，所以像是辣椒、胡椒、蔥、薑、蒜、韭菜等食物，最好不要在經期的時候吃。

❹ **酒精**：酒精會讓情緒更加低落，如果有頭痛的問題，可能也會更嚴重。

❺ **鞣酸**：鞣酸會妨礙人體對於鐵質的吸收，在生理期的時候，女性會大大地失血，如果又沒辦法好好地補充鐵質，對身體會造成很大的傷害，所以像是茶、可樂、咖啡等具有鞣酸的飲品，能不要喝就不要喝。

酸梅湯也可以減緩生理痛

要減緩生理痛，建議可以試試看酸梅湯，酸梅湯的成分有烏梅、山楂、甘草、洛神花，裡面含有很多人體需要的微量元素，例如氨基酸、不飽和脂肪酸、膳食纖維等。

以中醫的觀點來看，喝酸梅湯能夠保健強身，是很好的食物。而酸梅湯當中的山楂，可以幫助舒緩經期的不適，山楂屬性較溫，能夠活血行氣，達到疏緩經痛的功效，也能夠疏肝解鬱，

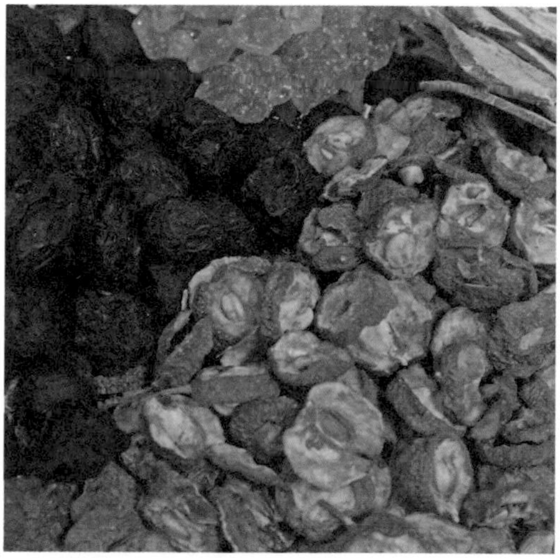

◀烏梅、山楂、甘草、洛神花，裡面含有很多人體需要的微量元素，能夠保健強身，是很好的食物。

讓暴躁的情緒獲得舒緩。

如果深受生理痛所苦，建議還是找個專業的中醫師，從體質開始改善會比較好，如果亂使用產品，不僅沒有用，恐怕還會造成過敏，或是更嚴重的疾病。另外，有一些穴道也可以幫助改善生理痛的問題，例如合谷穴、中極穴、關元穴、血海穴（頁058）、三陰交穴、太衝穴等，不妨都可以多加按壓，或是請中醫師針灸，就可以幫助紓緩經痛的問題。

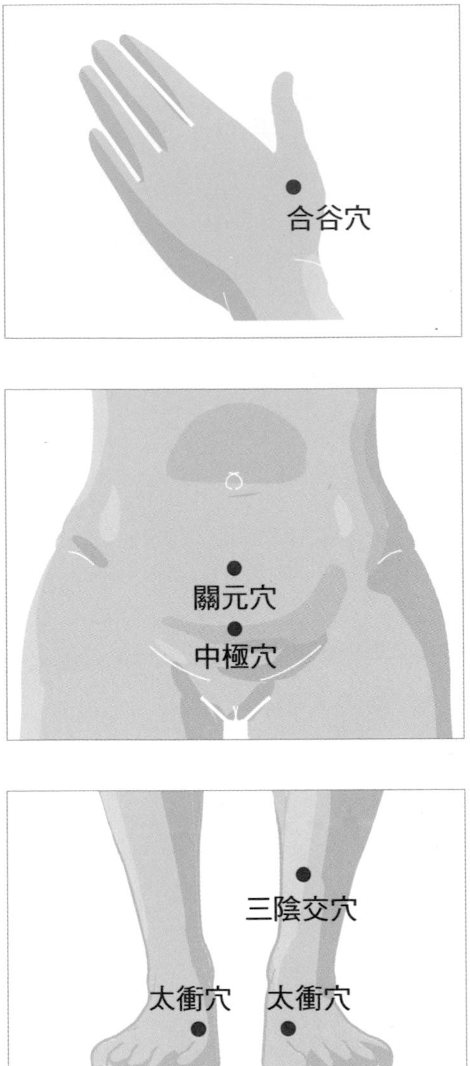

按這裡，減緩生理痛！

生理期結束後，在中醫可以吃什麼補充營養？

每個月一次的生理期，其實會消耗女性很多的體力，當生理期結束後，不僅身體會感到疲累，免疫力也會跟著下降，所以才會有部分女性總是在生理期後感冒，膚況也容易出問題，因此這種時候最好要適時地補充一些營養，建議各位女性可以多吃一些含膠質的食物，例如豬腳、木耳、海參、深海魚類的魚皮等，膠質不僅對皮膚有助益，也能提升免疫力。

其中我最推薦的就是白木耳，因為其他食物雖然富含膠質，但也含有很多脂肪，若

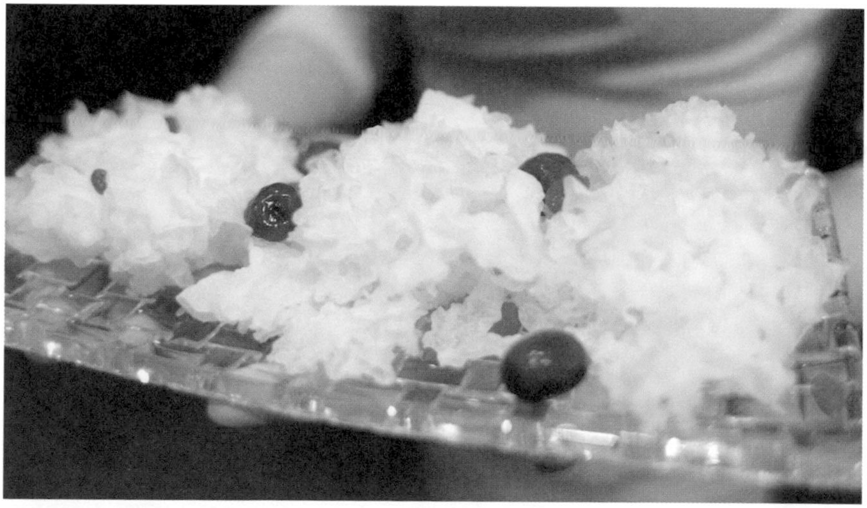

▲白木耳配合紅棗煮成茶飲在冬季服用，可以提升免疫力，還能夠讓身體變得更暖。

是吃多可能會發胖，但低熱量的白木耳就不會有這個問題，如果配合紅棗煮成茶飲在冬季服用，不僅能夠提升免疫力，還能夠讓身體變得暖一些。除此之外，如果經期過後有手腳冰冷的問題，就表示氣血較虛，建議可以喝一些麻油雞湯、黑糖薑茶等，不僅可以促進血液循環，還能夠提升免疫力。

平常使用護墊，會比較好嗎？

對於衛生護墊，中醫師通常是反對使用的，因為如果沒有分泌物，其實是沒有使用護墊的必要性。而且有些女性可能過度依賴護墊，以為可以避免分泌物弄髒內褲，卻讓人感到更悶熱，也更容易讓細菌滋長，進而增加接觸性陰道炎的可能性，所以在生理期以外的時間，如果不會產生分泌物，或是分泌物很少，建議大家盡量不要使用；而如果有分泌物的問題，應該先看醫師，確定沒有其他疾病，不得不使用護墊時，則是要經常更換，讓陰部隨時保持清潔、乾爽。

有些坊間標榜漢方的衛生棉，是否可以減緩生理不適？

我自己也曾經收過廠商請我試用的漢方衛生棉，老實說用起來感覺怪怪的，而且漢方衛生棉或許真的可以舒緩癢感，但減緩生理痛則比較困難，因為癢是皮膚的知覺，漢方衛生棉當中的薄荷、冰片、明礬等成份，具有清涼消炎的作用，所以可以疏緩因悶熱而產生的不適，但透過衛生棉的漢方成分達到疏緩經痛的目的，似乎不太可能！

另外，市面上的漢方衛生棉成份很複雜，當中的成份並不是每個人都適合，所以使用前一定要請醫師診治，判斷自己是否能夠使用。如果經期時總會感到悶熱不適，最好的方法還是要勤換衛生棉，保持陰部的乾爽；而如果深受生理痛所苦，建議還是找個專業的中醫師，從體質開始改善會比較好，如果亂使用產品，不僅沒有用，恐怕還會造成過敏，或是更嚴重的疾病。

生理期可以減肥？把握每個月的黃金七天，代謝排得更乾淨

常聽到人家說生理期時就算大吃大喝也不會發胖，我認為這完全是個謬論。

生理期大吃大喝不僅會發胖，而且生理期的前後，荷爾蒙會產生很大的變化，所以減重效果反而會比平常來的差，有些人可能會說，月經來潮時明明體重會減輕，但其實減輕的只是水分，因為在生理期前，身體比較難排出多餘的水分，容易導致水腫，所以如果妳

發現自己在生理期走後瘦了，其實只是將之前多餘的水分排出體外而已。

其實生理期對於身材是個很大的考驗，因為大部分的女性食慾都會變得特別好，再加上心情差，就會想拿甜食來填補，建議這時可以選一些熱量較低的零食，或是多吃水果、蔬菜，不僅能夠解饞，也能達到瘦身的效果。

生理期前後，是豐胸黃金時期？

因為在生理期的前三天，卵巢會不斷地分泌一種叫「動情激素」的東西，如果在這時多補充膠質、甜酒釀、當歸等能夠豐胸的食物，或是同樣富含動情激素的食物，例如牛奶、木瓜、豆漿、馬鈴薯等，就會幫助胸部更加豐滿，會有很不錯的效果。

以中西醫觀點看經期保養

女性每個月面臨經期時，因為荷爾蒙產生劇烈的改變，所以往往會影響到膚況，尤其很多人這時肌膚特別容易長痘痘，甚至膚色變得暗沉，所以在清潔工作上要格外細心，防曬跟保濕工作要徹底確實。另外，在可以負荷的範圍之內，也應維持適量的運動，並保持良好睡眠品質，這樣才能促進新陳代謝，幫助老廢角質排出體外。

中醫的保健之道，最重要的就是由內到外，從根本開始照顧，像是保肝、保腎、安撫情緒、改善睡眠品質等，只要保持臟腑機能健全，對肌膚保養自然有幫助。另外，有一些穴道，例如迎香穴、顴髎穴、攢竹穴等，平時也建議多按壓，對改善肌膚問題也很有幫助。

女性經期前中後的肌膚狀況

就像前面也有提到的，女性在生理期的時候，荷爾蒙會產生很大的改變，這時膚況就會跟著改變，因此很多人都說經期簡直就是肌膚的危險期。

一般來看，生理期前，女性的肌膚會變得較敏感，再加上荷爾蒙的波動，只要受到一點點刺激，可能就會對肌膚帶來負擔，因此很多女性在月經來潮前都很容易長痘痘；而經期中，荷爾蒙依舊難以控制，再加上女性的情緒往往會不穩定，壓力會比較大，所以通常都會反映在膚況上，除了長痘痘，膚色會變得比較暗沉，皮膚也會比較粗糙，粉刺問題往往也會特別嚴重。

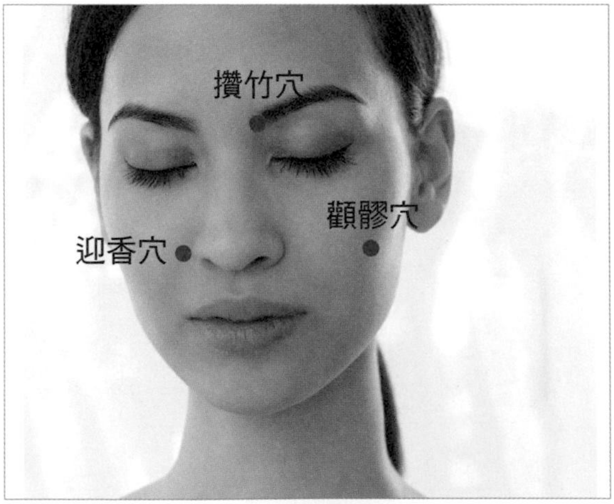

按這裡，皮膚更加水噹噹！

而經期後的狀況則是因人而異，有人會立刻恢復正常，但有人卻還是沒辦法擺脫肌膚問題，月經剛離開，其實荷爾蒙並不會立刻恢復正常，所以不要太著急，要給身體一點時間去適應，這時依舊不要使用太具刺激性的清潔用品或保養品，否則肌膚可能無法負荷。

該如何用中西醫和生活去對應保養

生活上的保養，是不管什麼時候都要做的，而且不管從中醫或西醫來看都一樣，每天都要維持適量的運動，促進身體的新陳代謝；要培養良好的生活作息，不要太晚睡；每天都要多喝水；飲食方面不要太重口味，不要吃油炸食物；另外就是要注意排便的情況，要知道便祕也是肌膚出現問題的常見成因。

經期保養建議

在保養方面，清潔、保濕、防曬一定都要做足，但因為經期時皮膚比較敏感、脆弱，所以最好不要使用太具刺激性的產品。另外，現在流行的淨膚、脈衝光、彩衝光、果酸換膚等療程，對於經期時的肌膚保養有時是很好的幫手，但建議術前一定要做詳細的諮詢，畢竟不是每個人的肌膚都適合各式的療程。

而以中醫的觀點來看，有一些中藥材，例如何首烏（圖）、百合、銀杏、石菖蒲、桑葉等，在經期間也很合適適用於改善肌膚。

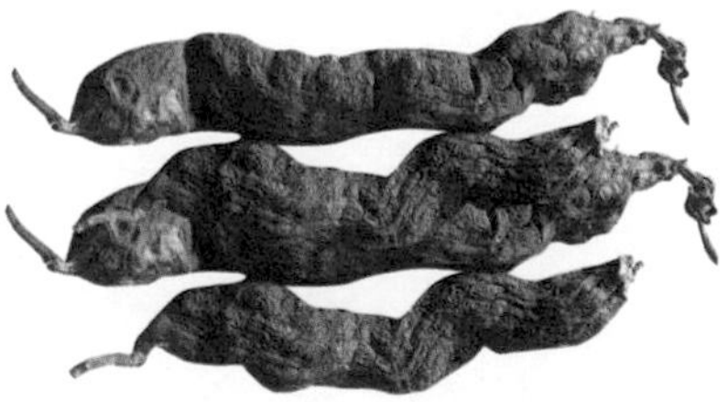

經期飲食禁忌

飲食方面，只要把握一個原則，就是不要吃得太重口味，像是油炸、辛辣、煙燻、燒烤等食物，刺激性都太高，往往都會反映在肌膚狀況上。另外，建議女孩們在經期時應徹底避免喝冰水，其實以中醫的觀點來看，冰水對女性本來就不好，所以不只經期時不應該喝，平時也應該要少喝冰飲。至於許多人都視為漢方保養聖品的珍珠粉，在經期時並不建議服用，因為珍珠粉屬性偏涼，對於特定體質的女性，恐怕保養不成還容易傷到身體。

生理期保養：四物湯、中將湯與生化湯

據調查顯示，有高達七成的民眾，認為中藥溫和不傷身，但如果濫用藥材，還是會造成一些問題，所以若是想要正確的進補，一定要找合格的中醫師，依個人的體質來調配。

通常大家最常聽到的進補方式就是四物湯，但是四物湯不一定適合所有人，如果體質不適合，喝了四物湯可能會有口乾舌燥、冒青春痘等問題，而若是有巧克力囊腫的人，更是不能亂服用，因為如果沒有了解正確的服用方式，可能會讓腫瘤變大。

另外，四物湯絕對不能在生理期間服用，否則可能會影響到下一次生理期的代謝，嚴重甚至會引起其他的婦女疾病，但是在生理期結束後，也不要立即服用，因為若是在經血完全排淨前服用，可能會造成一些問題。

以中醫的觀點來看，女性的生理期若是能夠好好調養，就可以讓體內的氣血調合，氣色也會比較紅潤。但所謂的調養並不一定要靠進補的方式，也可以靠脈絡的調理，或是選擇一些可以活血調經的中藥，例如丹參、益母草，這樣就可以幫助子宮收縮，排除體內的老舊廢物，而經血完全排淨之後，再連續服用七至十天的四物湯，幫助調理氣血、強化元氣，這樣才能有效地達到滋補的意義。

哪些中藥材能幫助緩解「更年期」潮紅、盜汗等不適的症狀？

前面有介紹到的中將湯，就可以幫助緩解經期症候群，對於更年期的症狀，像是潮紅、盜汗、失眠等，都會有很明顯的改善，中將湯所包含的十六種藥材，有組成四物湯的當歸、芍藥、地黃、川芎，其餘還有桂皮、茯苓、桃仁、牡丹皮、甘草、人參、蒼朮、乾薑、黃連、香附、丁香、陳皮。

除了中將湯之外，還可以使用生薑、紅糖、山楂、益母草等中藥材來煮湯服用，而中將湯的成分之一——四物湯，當然也可以拿來緩解經期症候群。

對許多女性朋友來說，四物湯、中將湯及生化湯是耳熟能詳的中藥飲，但大家真的都了解這三種藥飲的使用方法嗎？雖然四物湯、中將湯及生化湯都是調養身體的補品，但如果喝錯時機、或是喝錯方法，反而容易衍生健康問題，所以婦女朋友要飲用前最好先釐清它們各別的用法與功效，千萬不要搞混了！

四物湯：婦人病的聖藥（平時服用）

四物湯源自《金匱要略》芎歸膠艾湯去阿膠、艾葉、甘草所組成的方劑，記載於宋朝醫典《太平惠民和劑局方》中，是養血、行血、補血的主方，多用於婦人病調理。藥方由當歸、熟地黃、川芎及芍藥組成，主要效用為調經止痛、養血疏筋、幫助經血順暢及改善經期貧血、頭暈目眩等狀況。由於服用四物湯有助於滋補血氣，讓臉色變得紅潤，若是從年輕就養成服用習慣，則可以滋潤肌膚、減緩生理機能老化、助於氣血通順、改善手腳冰冷，所以也被稱為「婦人病的聖藥」。

四物湯中使用的當歸，主要功能在減輕經前症候群的疼痛、腹脹、陰道乾澀及憂鬱，如果使用者兼有貧血體質，應該選擇能補血、活血的全當歸；而如果是血瘀體質者，則要用有活血效果的當歸尾。川芎則是可抗菌消炎，調節子宮收縮，並在經期減輕乳房不適，以及情緒焦慮等症狀，如果是在經期來時常會頭痛者，可用能活血行氣、祛風止痛的生川芎，而如果是腹痛問題較嚴重的，則多用可引藥入血，增強活血通經效果的酒川芎。

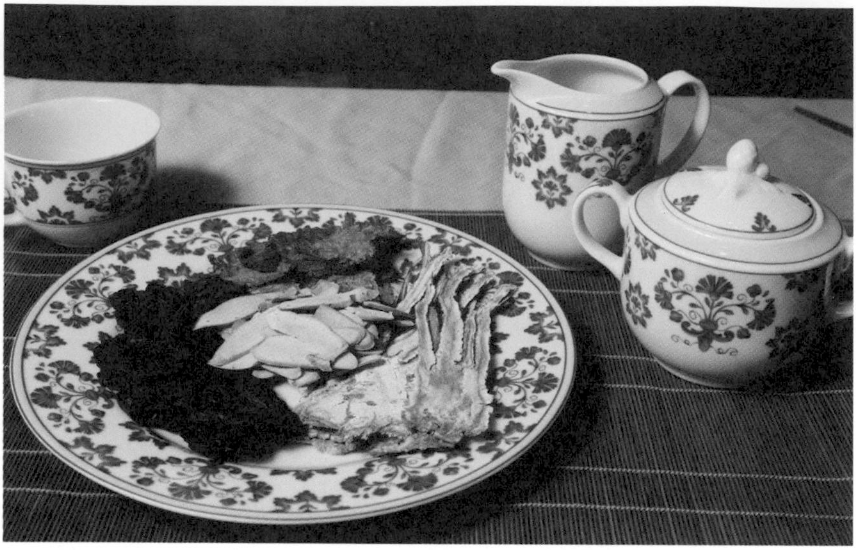
▲四物湯是養血、行血、補血的主方，多用於婦人病調理。

另外，市售芍藥以白芍藥、赤芍藥為主，如果婦女朋友在經期容易胸悶、乳房脹、經期不規律，則四物湯中的芍藥應使用能養血柔肝，緩中止痛的白芍藥；倘若是氣血循環差，容易經痛、血塊多、血色暗者，則適用可涼血活血，消瘀散腫的赤芍藥。地黃的選擇同樣也要考慮症狀與體質，如果是容易手腳冰冷，身體較虛體質者，則應選用熟地黃來補血強心；反之如果是生理期容易長青春痘，且伴有口乾舌燥等虛火現象的，就應該選用可清熱涼血的生地黃。

但是四物湯不一定適合所有人，有些婦女體質過於燥熱，喝過後反倒出現口乾舌燥、冒青春痘等問題，所以並不適用；

而有子宮肌瘤或子宮內膜異位症（巧克力囊腫）者更是不能任意服用，如果服用的方式不正確，可能造成腫瘤愈補愈大，所以一定要找合格的中醫師，確認安全無虞才能使用。

四物湯並非女性的專劑

雖然四物被稱為「婦人病的聖藥」，但它並不是女性的專劑，男性朋友如果體質適合，也能服用，就像大家所熟知的十全大補湯當中，便有四物湯的成分。四物湯中不包含女性荷爾蒙，不論是男是女，只要有頭暈、疲倦、體虛、面色發白，就可以經醫師辨證處方後飲用四物湯。對於經常容易感到疲倦，或有貧血、臉色發白症狀，也就是中醫所說的「氣血不足」問題者，必要時可以每天服用一次四物湯，對於減緩症狀將有極大助益。

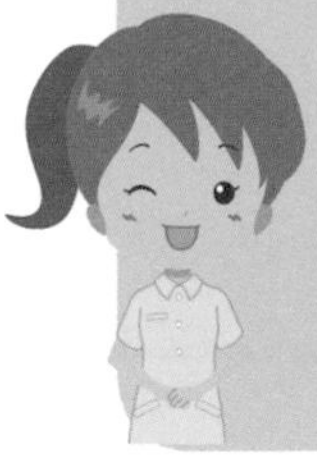

要特別提醒的是，四物湯的正確飲用時機，是在女性非月經來潮的平時飲用，大約連續飲用五至七天即可。絕對禁止於生理期服用，否則可能影響到下一次生理期的代謝，嚴

重的甚至會引起其他婦女疾病；即使生理期結束也不宜馬上服用，最好多等二、三天，待確定經血已完全排乾淨，才可以開始服用。四物原本就是藥品，很多婦人把它當成居家保健飲品想到就喝，結果造成門診中常有人因四物湯喝太多，經期時血崩不止，慌慌張張趕來就醫的案例。

中將湯：改善更年期症狀（生理期前後服用）

中將湯與四物湯的主治功效並不相同，四物湯主要用於調養血氣，而中將湯則是以「溫經湯」為基礎，由十六種藥材組成，其中包括了四物湯所含的當歸、芍藥、地黃、川芎，再加上桂皮、茯苓、桃仁、牡丹皮、甘草、人參、乾薑、黃連、丁香、陳皮、香附、蒼朮，同時兼具補血、養氣、活血、降火、溫經等功效，常用於緩解生理期疼痛、經期不順、血虛、體質寒冷等症狀，也可以減緩腹瀉、腸胃脹氣等問題。對於工作壓力過大，熬夜過勞，導致經期大亂者，也可用中將湯調理。

除了生理期間及生理期前後，產婦在坐月子時也可以服用中將湯，能夠幫助身體養氣，另外，中將湯還可以改善更年期障礙、骨質疏鬆等問題，例如失眠、盜汗、心悸等。但中將湯並不一定適合所有人服用，所以一樣要找合格的中醫師，確認安全無虞才能飲用。

跟四物湯最大的不同是，中將湯可於月經來潮期間飲用，在月經期間飲用中將湯可舒緩經痛，經期後服用有補血功效，經期前服用也可紓解經前症候群。尤其容易有生理痛的女性，特別建議於生理期內飲用，反之則建議於生理期第五天開始服用，以補血行氣、調理荷爾蒙。至於停經後的女性，飲用中將湯可以改善心悸、潮紅、失眠、情緒低落、盜汗等更年期障礙。長期飲用更能幫助改善骨質疏鬆、心血管疾病等問題。

另外在女性產後若有手腳冰冷、頭暈目眩、耳鳴、肩酸腰痛、腹痛、血行不順、哺乳不良、荷爾蒙分泌失調等不

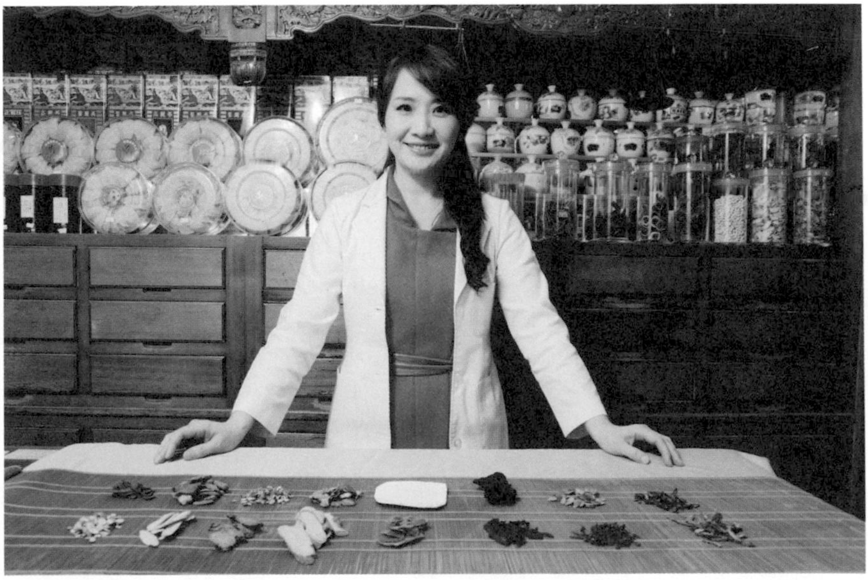

▲中將湯以「溫經湯」為基礎，由十六種藥材組成。

適症狀的女性，適度飲用中將湯，也可幫助改善體質，加速產後身體復原。

生化湯：活血去惡露（產後服用）

生化湯是由當歸、川芎、桃心、烤老薑、炙甘草所組成，不同於經期過後才能服用的四物湯，以及經期中劇烈痛經時可以服用的中將湯，生化湯是用於促進產後的子宮收縮，多用於產後惡露未盡時，是養氣活血、祛惡露、產後補血的主方。婦女在生產過後，子宮內膜需要重建、再生，否則會影響到之後的懷孕情形，而生化湯的主要功能就在這部分，最佳服用期間為產後七至十天，每天一次，最好不要超過產後二星期，否則反而可能使子宮內膜不穩定，而造成負面影響。

而雖然說生產後可以喝生化湯來排惡露，但使用時也必須先辨別個人體質，並不是每個人都適用，所以以中醫的觀點來說，沒有任何一帖藥方或藥膳，是所有人都可以服用的，就連生化湯也應該要順應不同的體質，做不同的加減方處理。建議產婦最好還是找專業的中醫師，按自身體質調配適合的滋補處方。

當然，要幫助產婦快速恢復元氣，不變的調理原則是「顧腸胃、補氣血」，所以產後的婦女，調裡上多以活血化瘀、補血養血、補腎益氣為重點。同時還要顧及產婦的情緒問題，以及按產婦的體質來調整飲食。

生化湯除了有幫助產後惡露排出，達到活血化瘀的功效外，還可以促進乳汁分泌、調節子宮收縮，以及預防產褥感染。在服用時間上，一般自然產可從生產後第二天開始連續服用五至七天；剖腹產則建議從第四天開始，連續服用三至五天。至於實際合適自己的服用時機和份量，還是應遵循專業醫師指示，否則生化湯若過量服用，也有可能反而延長惡露時間，影響子宮內膜新生，造成出血不止等現象。

由於生化湯有促進子宮血塊排出的功

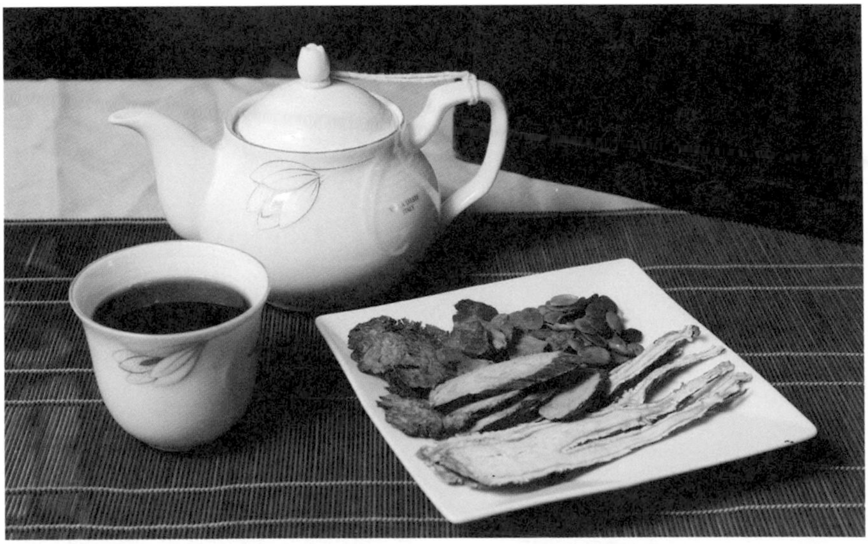

▲生化湯是用於促進產後的子宮收縮，多用於產後惡露未盡時。

效，因此臨床上也可以把它用於改善月經失調，尤其是在經期有血塊排出不順暢、腹脹、腹痛等問題困擾的女性，可在醫師指示下，於經期第一天開始一天一次，連續服用三天。唯生化湯會造成子宮強力收縮，因此除了有特殊情況，一般經期時還是應避免喝生化湯。

四物湯、中將湯及生化湯使用的藥材

補方	組成	服用時機
四物湯	當歸、芍藥、地黃、川芎	平時、經期過後
中將湯	當歸、芍藥、地黃、川芎、桂皮、茯苓、桃仁、牡丹皮、甘草、人參、蒼朮、乾薑、香附、黃連、丁香、陳皮	生理期前後坐月子時
生化湯	當歸、川芎、桃心、烤老薑、炙甘草	產後七至十天

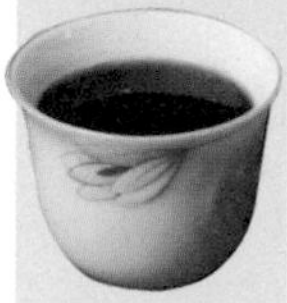

更年期後的抗老回春

一般而言，女性在四十歲之後，身體就會開始出現變化，新陳代謝會變得比較慢，分泌的荷爾蒙也會逐漸減少，到了更年期之後，荷爾蒙就會完全停止。不過建議各位女性可以不用太過擔心，只要做好保養，其實年齡並不代表什麼。

補充女性荷爾蒙的風險

曾經有研究指出，只要服用雌激素，也就是女性荷爾蒙，就可以促進膠原蛋白增生，讓肌膚Q彈水嫩，也可以達到除皺、保濕的功效，所以在前來看診的女性當中，經常會有人問到相關的問題。

為此我必須要提醒大家，如果長時間服用，或是服用過量，可能會引發一些副作用，嚴重甚至會導致乳癌及子宮癌，不論是內服或外用都一樣，進補一定把握一個原則，就是要拿捏好分寸，千萬不能過量。而如果是子宮肌瘤的患者，更是不能服用女性荷爾蒙，例如紅花、苜蓿、大豆、山藥、葛根等藥材，屬於天然的植物性荷爾蒙，但萃取物則非天然，仍有荷爾蒙含量過高的風險。建議大家都應先行與專業醫師諮詢後確認適合自己的滋補方式，千萬不可道聽塗說。

適合忙碌上班族女性的漢方推薦

現代人愛美，但其實古代人也一樣愛美，所以自古以來就有許多漢方是針對美肌而使用的，漢方最大的好處，就是溫和不刺激，所以不妨可以找出自己肌膚的問題，再針對問題做改善。

❶ **薏仁**：薏仁的美白功效相信大家都知道，除了美白之外，還能夠鎖水、改善膚色暗沉，自古以來就是很好的美容聖品。

❷ **人參**：人參雖然是養生之王，但其實對於美肌也很有一套，它可以提升肌膚的免疫力，刺激血液循環，讓肌膚的防禦力提升，不輕易受到髒污的攻擊。

❸ **甘草**：現在市面上的美白產品當中，其實很多都有使用甘草，因為甘草可以讓肌膚

變得白皙透亮，也能抑制黑色素生成，預防黑斑的產生。

❹ **靈芝**：靈芝的功效其實跟荷爾蒙很相似，卻有更高的安全性，它可以增加細胞活性，促進細胞再生，使用之後會讓肌膚變得緊緻，也有抗老化的作用，所以自古以來，靈芝就被稱為不老仙丹。

至於飲食方式，其實相當簡單，如果想要擁有健康的肌膚，最重要的就是飲食要清淡，不要吃得太油、太鹹、太甜、太辣，平時可以多吃一些對皮膚好的食物，像是豆漿、白木耳、草莓、奇異果、香蕉、蘋果、蜂蜜等。

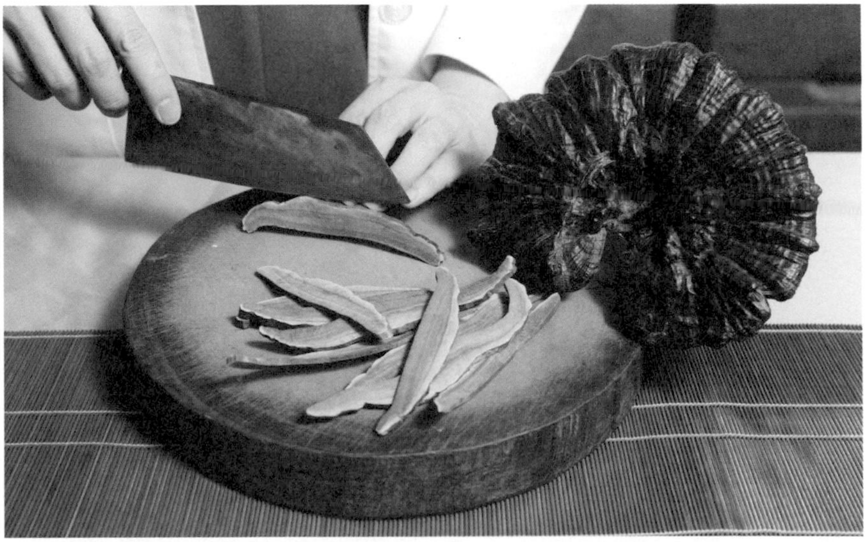

▲ 靈芝可以增加細胞活性，促進細胞再生，使用之後會讓肌膚變得緊緻，也有抗老化的作用，所以自古以來，靈芝就被稱為不老仙丹。

生活上的建議

荷爾蒙就像是女性的青春，所以為了要留住青春，最重要的就是良好的生活作息，要懂得三不：「不熬夜、不喝酒、不抽菸」。

同時，每天都應維持適量的運動，飲食上也要清淡一點，不要吃得太重鹹，像是油炸、煙燻、燒烤、辛辣等食物，最好都不要多吃。最後保養工作當然也是相當重要，要知道女性從二十五歲之後，體內的膠原蛋白跟玻尿酸都會越來越少，所以開始需要從外補充，為此保養工作千萬不能疏忽。

除了前面提到的漢方及飲食方式之外，到了更年期要更加強保養工作，除了出門一定要做好完善的防曬，不要直接接觸紫外線。保濕更是千萬不能少，因為荷爾蒙停止分泌後，肌膚就會比較乾燥，缺乏油脂，所以保濕要比以前做得更足，建議這時可以選用一些鎖水功能強的保養品。

另外，平時也可以多補充維生素C，多吃新鮮蔬果、維持適量運動、養成良好生活作息，熬夜後可來杯黑豆漿，應酬後喝杯酸梅湯，如此多管齊下，相信人人都可以是美魔女。

更年期的中醫食療

女性荷爾蒙降低，更年期症狀顯現

女性在四十五至五十五歲時，身體機能逐漸退化，尤其女性荷爾蒙急速下降，身體組織與器官隨之產生退化與代謝異常的改變。根據研究顯示，約有10％至30％的女性因為一時間無法適應體內荷爾蒙的新狀態，身體出現盜汗、熱潮紅、失眠，甚至情緒不穩、燥熱、眩暈、耳鳴、健忘、心悸、關節疼痛、皮膚變乾、骨質疏鬆症、陰道乾澀等各種惱人症狀，連帶床笫間的生活也受到影響。

中醫認為「腎」通過衝任二脈管理月經與生殖，腎氣主宰著人體的生長、發育、衰老過程，一般婦女約在四十九歲左右月經便逐漸減少而至停止。至於更年期之所以會產生不適症狀，多半是因為「腎虛」所致，臨床上常見屬於以下三種證型者，較容易產生明顯的更年期不適症狀。

❶ **氣血兩虛**：貧血或抵抗力較差的人，對生理上的變化往往比較難快速適應，所以在步入更年期時，較容易出現明顯不適症狀。

❷ **肝腎陰虛**：通常陰虛火旺型者體形瘦小、個性內向，容易火氣大、躁動，這種狀態進入更年期後，容易因腎水不足，而更加煩躁不安。

❸ **肝氣鬱結**：職場上許多女強人屬於這一型，因為凡事追求完美，生活容易陷入緊張忙錄、精神壓力大，進入更年期後通常也不會鬆懈，長期思慮過度下，反而造成氣結與氣鬱，致更年期症狀更加嚴重，情緒波動也更大。

中醫療法，補腎調陰陽

中醫經由辯證論治來治療更年期症狀，亦即依患者臨床表現之不同而採取適當治療方式。

中醫治療更年期症狀著重調理腎氣，常使用肉桂來祛寒止痛，溫補陽氣；菟絲子補腎益精，養肝明目；阿膠補血止血，滋陰潤燥。另外，還會使用養心藥，如酸棗仁來寧心安神，養肝斂汗；以枸杞子養肝，滋腎，潤肺；以及活血化瘀藥，如丹參來養血安神，活血祛瘀，調經止痛。有時還會搭配安神藥，如以龍眼肉補心脾，益氣血，健脾胃，進而改善睡眠品質並紓緩情緒。

常用方劑部分，包括逍遙散、六味地黃丸、天王補心丹、左歸丸、桂附八味丸或右歸丸等，對於改善更年期患者的精神狀態、血管舒縮症狀，以及肝腎虛損所產生的不平衡有相當好的療效，唯應選擇適合個人體質的藥物來治療。

治療更年期常用方劑：加味逍遙散

加味逍遙散主要功效為疏肝解鬱、健脾胃、寧心安神，對更年期肝氣鬱結導致的病症尤其有效，通常患者經服用一個月左右，即可感覺身體漸漸適應新的荷爾蒙狀態，比較不會煩燥及焦慮，但由於加味逍遙散其中加了丹皮及梔子，清熱涼血功效較強，並不適合血虛及體質偏寒者服用，所以使用時還是需由專業中醫師按患者的體質做個別調理。

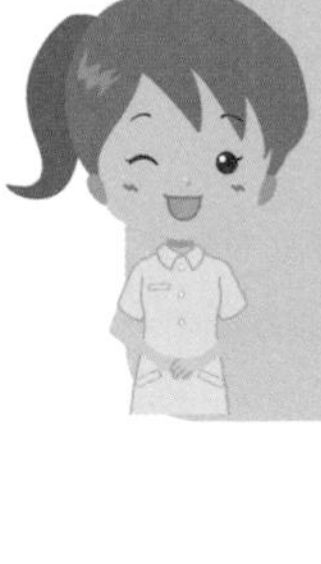

另外，更年期常出現的代謝變慢和內分泌失調等症狀，部份屬於中醫「痰、瘀」的範疇。也就是說，「腎虛」是致病的根本，而「陰陽平衡失調」是其表現，進而影響心、肝、脾等臟腑的功能，因此在實際治療上，也常會以活血化瘀、消痰等方法，隨證選用血府逐瘀湯、定經湯、安神定志丸、百合地黃湯、通竅活血湯等，以達到活血化瘀、解鬱化痰的效果。

善用食療，吃出健健美

除了內服藥之外，也建議患者平時可以服用一些適合更年期的茶飲，例如養肝茶、消脂茶、補氣茶等。對於因雌激素分泌不足所出現的各種不適症狀，則可在日常飲食中多補充含鈣食物，如小魚乾、牛奶、海帶、芹菜、白菜、菠菜、紫菜等；以及含鎂的各種乾豆、鮮豆、豆芽、香菇、桂圓等；含維生素B群的糙米、麥片、瘦肉、堅果與深綠色蔬菜等食物。

其中，**便宜又好吃的豆類是相當推薦的食材，特別是黃豆及其製品，但如果更年期婦女併有痛風問題，則食用豆類食品時必須謹慎，千萬不可過量。**

另外，更年期女性必須節制飲食，謹守多菜少肉原則，並經常變化菜色，以吸收各類營養素。偶爾也可採用藥膳調理，例如冬蟲夏草燉雞、甘麥大棗湯（小麥、大棗、甘草）、百合棗仁湯（鮮百合、棗仁）、二仙燒羊肉（仙茅、仙靈脾）、枸杞蒸干貝，或是山藥粥、人參蓮肉粥、百合糯米粥等，都是不錯的選擇。

對於更年期婦女常見的各種不適症狀，除了必要時應就醫尋求治療外，症狀輕微者也可以嘗試以下列的食療來調養：

❶ **熱潮紅與盜汗**：欲緩解熱潮紅症狀者，平時可飲用知母二地茶、何首烏飲等茶飲；若想緩解盜汗症狀，建議可以飲用生脈茶、夜交藤茶。此外，百合排骨湯、銀耳蓮子湯等，也都是中醫非常推薦的藥膳食補。

❷ **失眠、脾氣焦躁、記憶力減退**：這類問題的產生多半是因為情緒受到很大的影響，所以要選用一些能夠安心養神的茶飲或食補，例如薰衣草玫瑰舒眠茶、

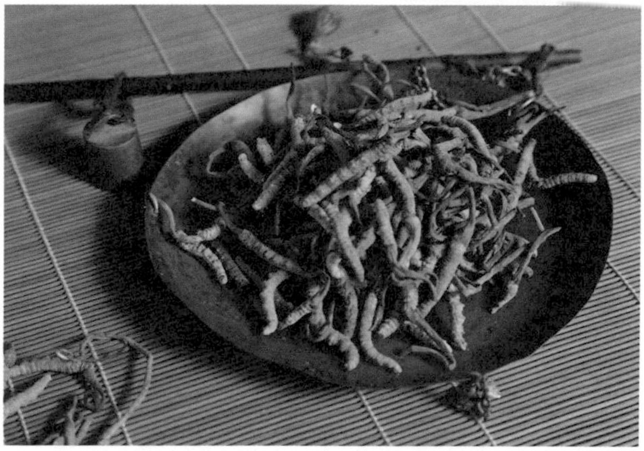

◀以冬蟲夏草來燉雞有調理女性更年期症狀之功效。

甘麥安神茶等。日常食補則推薦小米棗仁粥、枸杞百地粥等。

❸ **性交疼痛及萎縮性陰道炎**：更年期婦女因為陰道乾澀，易致性交不適及陰道發炎，建議可經常飲用能改善乾澀的桑椹枸杞茶。食補則推薦當歸黃耆雞湯、當歸枸杞湯，因為當歸對緩解陰道乾澀很有幫助。

❹ **皮膚乾燥及皺紋增加、乾眼症**：女性在更年期到來後，都會面臨肌膚乾燥及皺紋增加的問題，對此建議可以飲用銀耳養顏羹、山藥湯等有助養顏美容的藥膳；茶飲則推薦能夠止乾澀的桑椹枸杞茶。若有乾眼症狀，除多喝桑葚枸杞茶外，平時也可以食用髮菜蒸蛋、紫菜牡蠣湯等，因為髮菜及紫菜都夠幫助改善眼睛乾澀，對緩解乾眼症狀有不錯的效果。

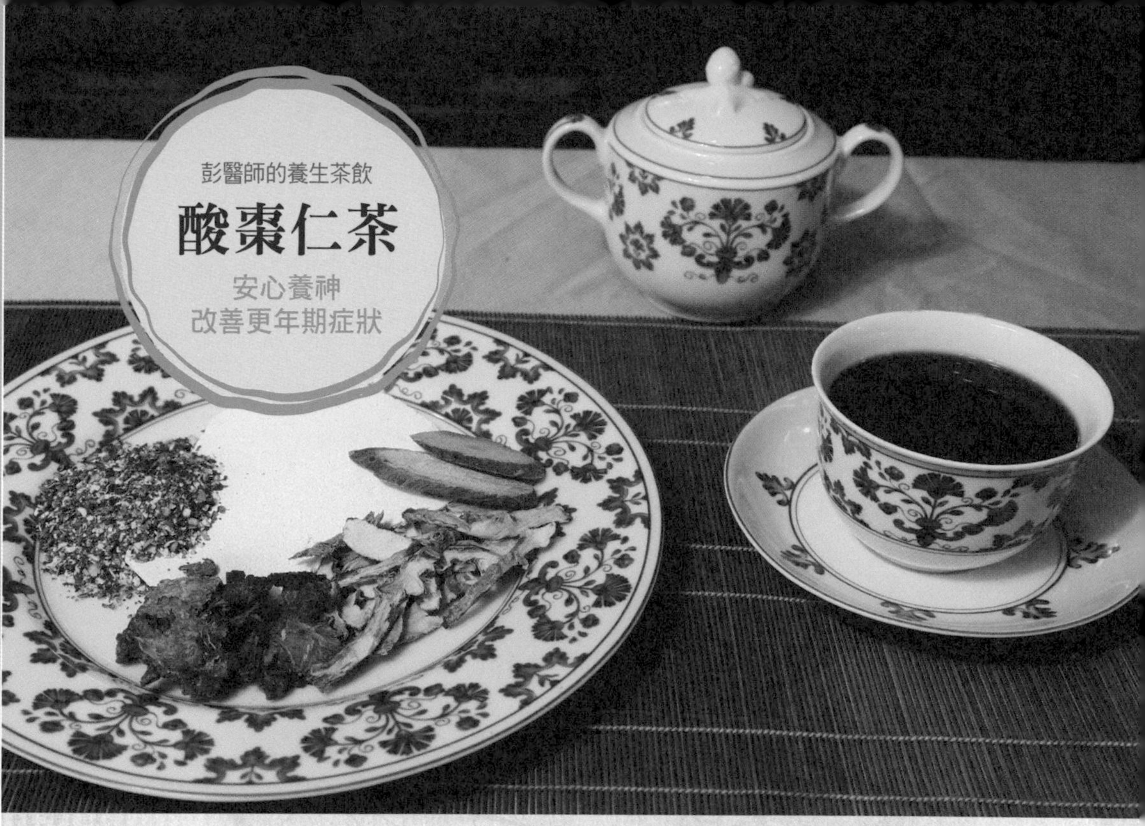
彭醫師的養生茶飲
酸棗仁茶
安心養神
改善更年期症狀

◆材料

酸棗仁三錢、甘草二錢、知母一錢、茯苓一錢、川芎一錢。

◆作法

用約一公升的水煮沸後去渣服用，一天內飲用完畢，這道茶飲具有安心養神的功效，可以幫助改善失眠、睡眠品質不佳。

佛手柑茶

◇材料：佛手柑三錢、浮小麥二錢、紅棗二錢。

◇作法：用約一公升的水煮沸後去渣服用，一天內飲用完畢，這道茶飲具有疏肝解鬱的功效，可以幫助緩解煩躁的情緒。

中醫看「腎虧」

中醫的養生之道，對於更年期的女性尤其有助益，所謂「寓醫於食」，如果能夠積極的將中醫各種保健知識，融入到日常生活中，更能幫助在這個階段進行身體荷爾蒙的調適。

平常在看門診時，常常有病人自覺性功能漸漸衰退，便跑來看中醫，想確定腎是否真的出了問題。如果中醫師的診斷，的確為「腎」不好甚至「腎虧」時，緊張兮兮的病人，下一步便是跑到西醫抽血及驗小便，甚至主動要求做腎臟超音波及X光等等，深怕遺漏任何蛛絲馬跡。

而往往西醫師的診斷結果會是「腎臟」功能一切正常，便會覺得中醫真是莫名其妙，平白浪費醫療資源，還讓病人提心吊膽，而中醫師則是覺得匪夷所思，怎麼會這麼嚴重的「腎虛」，西醫的儀器卻檢查不出來？到底這當中有甚麼誤會嗎？

中醫的「腎」，非西醫的腎

其實中醫師所說的「腎」，與西醫師所理解的「腎」，完全不相同。西醫的「腎」，指的是泌尿系統的腎臟，是一個單純的器官，而中醫的「腎」，範圍要比西醫的腎大許多，簡單講起來，可以區分為「腎陰」及「腎陽」。

腎陰對人體臟腑有滋養的作用，腎陽對人體有生化的作用，腎的陰陽調和與人體的生長、發育、生殖等功能息息相關，除了原有泌尿系統的功能之外，還與神經、骨骼、造血、生殖、免疫、內分泌系統等關係密切。

中醫認為，「腎主藏精」，這個「精」包含了父母給予先天之精，能夠繁衍後代的男性精子、女性卵子，以及臟腑之精等。父母給予先天之精，和西醫所理解的遺傳觀念類似，先天之精正常運作，人體的成長及發育才能健全；和生殖相關的精子及卵子，和西醫所理解的生殖系統相關，兩者的功能正常，才能夠擁有生育繁殖的能力；臟腑之精類似西醫所理解的「腎臟」，透過全身血液循環，過濾身體的毒素，並把營養留在體內，臟腑之精運作正常，人體排毒功能才不會失調。

腎虧會引起甚麼問題

一提到腎虧，大部分的人都會想到男性性功能衰退，但其實腎虧會帶來的影響可不只這樣，腎精虧損時，除了會影響腎藏精的功能，也會導致腰酸背痛、髮枯齒落、耳鳴重聽、腦力衰退、精神不濟等。腎主水分，和人體的水液代謝功能相關，一方面可以將人體喝進身體的水分做代謝，經過濾再吸收後，輸送到身體各部位使用，而成為唾液、淚液、關節液等等，另一方面可以協助將身體代謝後的廢物，如汗液、尿液等等，排出體外。所以如果腎藏精不足，「腎主水液」功能異常，可能導致夜間多尿、下肢水腫，也有可能造成人體津液不足、導致眼乾口乾、鼻黏膜乾燥等情形。

中醫認為，腎還有「主納氣」及「主骨生髓」的生理功能，所以腎精虧損時，也容易出現咳嗽氣喘、腰酸背痛、頭暈心悸、手腳冰冷、四肢無力等問題。一旦腎精虧損，連帶影響到骨骼發展，也會有骨質疏鬆、骨骼發育遲緩等問題。

腎虧並非男性的專利

大家可能都有一個誤解，認為「腎虧」是專屬於男性的疾病，但其實很多女性也有「腎虧」的體質。以中醫的觀點來看，女性的腎虧特別稱為「腎陰虛」，也就是腎陰對人體臟腑滋養的作用失調。腎藏精主生殖，如果精氣充足，女性的生殖系統就會很健康，反之如果精氣不足，就會影響到女性的生育能力。

青春期的「腎陰虛」，容易讓初經晚來，而且經量容易異常；成年期的「腎陰虛」容易出現卵巢早衰的症狀，可能會導致不孕、流產、早產、性慾減退，或提早更年期；而更年期的「腎陰虛」則容易會出現骨質疏鬆的問題。

女性補腎，重於收藏

女性具有孕育下一代的責任，其腎陰為人體陰精的聚集，調理腎陰的基本原則，應該以收藏為原則。《內經》曰：「腎者主蟄，封藏之本」，身體的營養物質，透過腎陰轉化後，一方面提供臟腑所需，另一方面又回收多餘的腎精，如此生生不息，所以女性朋友如果長期過度操勞，損害了腎陰，會比男性還容易衰老。

女為陰，本來陽氣就比較虛弱，如果因為腎精不足，導致腎陰虛，容易造成營養不良，而這些問題也會直接影響到肌膚狀態，進而讓肌膚失去光澤、變得黯淡，所以如果懂得替身體補陰滋陰，適當地讓陰陽平衡、氣血調和，就能夠保持肌膚的光亮、紅潤，並且幫助延遲肌膚的老化。

我曾經在門診遇過這樣的案例，一位三十五歲的女性主管，因為長期工作繁忙、壓力沉重，導致臉色發黃，甚至引起月經不調，有時會提前來，有時卻遲到，而經量也忽多忽少，另外體重也不知為何越來越無法控制，不論她再努力節食、吃再少也一直發胖！她說她以前從來沒有發生過這樣的情況，感覺自己也非常容易疲倦，不知道該怎麼辦？

在診間，我看了看她發紅的舌頭，乾裂的嘴唇，觀察她鬢角微微滲出的汗珠，加上又急又細的脈象，只能慢慢地跟她解釋，這其實是因為腎陰虛所引起的身體症狀。因為長期工作壓力大，作息不正常，三餐也不定時，生活習慣變得不正常的情況下，導致體內內分泌及荷爾蒙失調。

不要認為這是個小問題，一旦引起腎陰虛，就會影響到人體的新陳代謝，腎陰不足之後，進而會引起虛火上炎，身體便會出現一連串上火症狀，不僅會讓氣色不好看，肌膚變得粗糙，還會出現失眠盜汗、口乾舌燥、腰膝酸軟等症狀，人體的各個功能也會慢慢出現退化，對女性來說尤其格外嚴重。

觀察腎陰虛，先看毛髮

腎陰虛對女性來說，可能會連帶影響到很多層面，中醫認為，從毛髮的盛衰，能反映腎精的充盈程度，也就是腎「其華在髮」。頭髮為氣血循環的產物，頭髮受到血液的滋養，加上腎精的生化，在精血充沛時，毛髮自然烏黑亮麗，同樣的，如果腎陰虧損，精血虧虛，毛髮自然蒼白枯槁、稀疏易落。

另外，由於腎開竅于耳，腎陰虛時也會出現耳鳴耳聾等症狀，嚴重時也會伴隨頭暈目眩、頭痛耳悶等症狀；腎也開竅于二陰，二陰就是前陰和後陰，也就是西醫所理解的排尿、外生殖系統，和排便功能。所以腎陰虛時同樣會有頻尿、少尿、遺尿及便祕或泄瀉等症狀。

更年期與腎陰虛

以中醫的觀點來看，更年期是卵巢功能由旺盛狀態逐漸轉化至消失的一個過渡時期，起因於腎氣漸衰，腎精虧損，陰陽失調所導致，而腎陰虛正是更年期的主要原因。

腎陰虛患者因為腎陰不足，導致心腎不交，進而造成熱潮紅、盜汗、失眠、心情煩躁、記憶力減退、腰酸背痛、骨質疏鬆、性慾減退等，都是跟腎陰虛相當類似的症狀，除此之外，腎陰陽失調還會進一步地影響到心、肝、脾等其他的臟腑，對女性的身體來說其實會造成很大的影響。

為了治療腎陰虛而導致的更年期症候群，除了藥物治療外，透過日常生活的調理，更能安度更年期。如果容易出現心悸盜汗、失眠健忘等症狀，可以吃些龍眼肉、紅棗、葡萄乾等養心補血；如果容易出現頭昏眼花、筋脈拘急等症狀，多吃些黑豆、菠菜、胡蘿蔔等益氣生血，會有幫助。

如果症狀較久，並會影響到日常生活時，中醫師通常會使用六味地黃丸、二至丸、左歸丸等養陰藥方，並視情況添加能夠解虛熱的藥材，如知母、黃柏等；另外，因為更年期容易心情煩躁，所以就需要疏肝解鬱，像是消遙散、香附等都能幫助改善。

生理上的不適可透過食材或藥材來改善，但心理上的問題就需要找到抒發的管道，維持一定的社交生活，多跟朋友談心、保持愉快的心情、培養正面積極的思考模式、找到自己的興趣、維持良好的生活作息及運動習慣，學習舒緩壓力，這樣就可以避免煩躁、疲憊或情緒不穩等問題，並能保持健康的身心。

十大補腎食物

如何知道自己是否有腎陰虛呢？以下列出一些臨床在門診時，經常見到的腎陰虛表現，如果符合越多項，恐怕就要多加留意了。

□工作效率不如以往，才剛上班就想要下班，出錯的次數也明顯變多。
□記憶力明顯變差，明明只是剛才交代的事情，卻怎麼樣也想不起來。
□常常覺得很疲累，但是一躺到床上卻又睡不著。
□睡眠品質明顯變差，不僅容易做夢，也很容易被驚醒。
□體重的變化比以前還要大，食量並沒有增加，但體重卻明顯下降或增加。
□經常被人家說：「怎麼了，氣色怎麼那麼差？」
□明明沒有外傷，也沒有做消耗體力的事情，卻總是覺得腰痠背痛。
□早上起床總覺得眼皮跟小腿都格外地腫脹。

□ 變得比以前更容易感冒，動不動就會鼻塞、流鼻水、咳嗽、喉嚨痛。
□ 只要久坐或久蹲，一站起來就會感到頭暈眼花。
□ 看書只不過二、三十分鐘，眼睛就會變得脹痛、乾澀。
□ 對於最喜歡的好姐妹聚會，卻變得意興闌珊，提不起太大的興趣。
□ 常常覺得肚子裡有一股無名火，卻又不知道該如何發，也不知道火從哪來。
□ 月經變得明顯不順，性慾也明顯減退，甚至會覺得性生活很麻煩、疲累。
□ 早上起床梳頭時，常常會發現落髮的狀況。
□ 皮膚變得乾燥，經常發現細紋、魚尾紋，甚至還出現了黃褐斑。
□ 覺得胸部不如以往尖挺，皮膚和身形也明顯變得鬆弛。
□ 變得很怕吵鬧，只要有一點點噪音都會覺得煩躁。

十大補腎氣食物

中醫的腎包含了生殖、泌尿、發育、生長、內分泌、免疫、呼吸、神經、運動、血液等系統的概念，可見腎的健康與否，對我們人體相當重要，如果腎藏精不足，就會造成很多問題，例如失眠、心悸、頭暈、手腳冰冷、記憶力減退、四肢無力、耳鳴、腰痠背痛、不孕、性慾消退等症狀，如果想要預防這樣的狀況，可以在日常生活飲食中，加入中醫養生的觀念，達到「治未病」的作用。下列提供十大補腎食物，建議平常可以適量地食用，達到真正以食養生的訣竅。

❶ **黑豆**：黑豆為腎之穀，具有健脾利水、消腫下氣，滋腎陰，潤肺燥，治風熱而活血解毒，止盜汗、烏髭髮及延年益壽等功用。現代藥理學認為，黑豆當中含有豐富的微量元素，其中又以維生素E和B最多，能夠幫助降血壓、抗衰老，而且黑豆富含粗纖維，能夠幫助消化、排便。李時珍曰：「豆有五色，各治五臟，為黑豆屬水性寒，可以入腎。」所以想要補腎，可以多選用黑色食物。

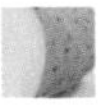
❷ **山藥**：中醫認為，山藥性味甘平，主要作用為健脾益腎、補氣養陰，加上山藥氣味平和，溫補而不驟，微香而不燥，特別適合腎陰虛的體質食用。《本草綱目》提到：「山藥益腎氣，健脾胃，止瀉痢，化痰涎，潤皮毛。」山藥基本上適合各種體質的人服用，不用擔心會有便祕、胃脹等問題。

❸ **銀杏**：銀杏果俗稱白果，入心肺腎經，主要作用為斂肺氣、定喘嗽、止帶濁、縮小便。《本草綱目》提到：「銀杏熟食溫肺、益氣、定喘嗽、縮小便、止白濁；生食降痰、消毒殺蟲。」臨床上，中醫常用於治療支氣管哮喘、慢性支氣管炎、遺精、白帶等症。

❹黑芝麻：黑芝麻性味甘平，有滋養肝腎、潤燥滑腸、強筋骨、活血脈、烏髭髮、益壽延年等功效。現代藥理學研究發現，黑芝麻富含維他命E，可以延緩衰老，同時富含很多人體所需的胺基酸，可以加速身體的新陳代謝，只要平時多食用，就能夠活化腦細胞、預防貧血，還能夠治療因為腎藏精不足而導致的四肢無力、頭暈眼花、頭髮早白、產後缺乳等症狀。

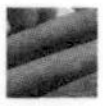

❺肉桂：肉桂是樟科植物的乾燥樹皮，桂皮為珍貴中藥及調味品，有溫腎補陽，散寒止痛的作用。肉桂是一種非常古老的香料植物，有溫補腎陽、溫中逐寒、宣導血脈的作用。其性渾厚凝降，守而不走，偏暖下焦，能助腎中陽氣，並能納氣歸腎、引火歸元。肉桂主治效用為清熱去濕、解毒、利尿、消瘀、解渴之功效。

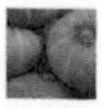

❻南瓜：南瓜性溫味甘，入脾胃二經，能潤肺益氣、化痰排膿、驅蟲解毒、治嗽止咳，並有利尿、美容等作用。現代藥理研究認為，南瓜富含胡蘿蔔素、類黃酮素等物質，具有提升人類防癌、抗衰老及預防心血管疾病等效果，常食南瓜可多補元氣。體質偏腎陰虛者，在入秋後可多食南瓜，以促進身體新陳代謝。

❼韭菜：韭菜味甘辛，性溫，有補腎助陽，溫中開胃，止汗固澀等功效，又稱起陽草；現代藥理學研究發現韭菜具有揮發性的硫化丙烯，其辛辣味具有刺激食慾的效果。民間常

用韭菜治療身體虛弱、反胃盜汗、產後血暈等症，因其具有溫中行氣散瘀的功效，只要多吃韭菜，就能夠幫助益肝腎、補陽氣，可以替身體帶來精氣。

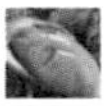

❽ **牡蠣**：牡蠣味甘性溫，富含豐富蛋白質及大量的鋅，可促進性腺的發育，同時鋅也可以促進傷口的癒合、降低傷口的感染，具有養顏美容的效果；牡蠣還富含天然牛磺酸，有消炎解毒、保肝利膽、降血脂及安神健腦的作用。牡蠣本身還富含鈣質，可以調節骨骼的新陳代謝，維持骨質的平衡，對於腎陰虛所引起的骨質酥鬆有所助益。

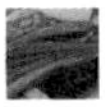

❾ **鱔魚**：鱔魚性味甘溫，具有補中益氣、養血固脫、溫陽健脾、強精止血、滋補肝腎、袪風通絡、潤腸止血等功效。現代藥理學認為，鱔魚富含豐富的DHA和卵磷脂，是構成人體各器官組織細胞膜的主要成分，也是腦細胞所不可或缺的營養。如果身體虛弱、氣血不足、營養不良的人可以多食用，屬於溫補強壯劑。

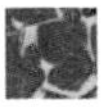

❿ **羊肉**：羊肉性溫熱，有補氣滋陰、暖中補虛、開胃健脾、滋養強壯等功效。在《本草綱目》中稱羊肉為補元陽、益氣血的溫熱之品。現在藥理研究認為，羊肉含有豐富的蛋白質及維他命，除了營養豐富，體質偏腎陰虛的人經常食用，也能改善許多常見的疾病，如陽萎、早洩、精少、不孕、肺虛、久咳、哮喘等。

人生三階段，補腎大不同

以藥膳搭配食物，是中國傳統養生保健的特色，將適當的食物搭配藥材，製成佳餚，並根據人體不同階段腎氣的發展予以調整，透過藥膳食療鼓動全身氣血，幫助調理身心。以下就青春期、發育期、更年期、老年期等四個不同的階段，一一介紹適合的藥膳食療。

青春期：青春期的補腎主要重點在於發育及月經，如果腎藏精不足，可能會出現發育遲緩以及月經紊亂等現象，家中如果有少女初經來潮時，出現月經不調的情形，往往因為腎氣未實、陰陽失調所致，建議可以調理脾胃為主。這個階段的調補重點為「疏肝健脾」。

【青春期】**山藥瘦肉湯**

做法：取山藥一百克切片，加入瘦豬肉片二兩熬湯食用；或者先將八兩的排骨熬成濃湯，再加入新鮮研磨的山藥汁，煮沸即可。

如此烹調方式，可避免山藥內的消化酶，因高溫加熱而降低療效。

生育期：這個階段的調補重點為「溫補腎陽」。孕育下一代是很重大的責任，中醫對於生育的調理，基本原則為補腎氣、益精血、養衝任、調經血。所以透過飲食的調節，來刺激腎精的生成，有助於生育。

【生育期】羊肉八寶粥

做法：開始先將麵粉和水揉團，做成小巧玲瓏的餃子皮，包上拌了調料的羊肉餡，做成珍珠餃子待用；然後把玉米粒、花生、黑豆、黃豆，加水放在沙鍋裡慢火燉十分鐘後，放入南瓜塊、紅棗，半小時後加入木耳、桂圓小火慢燉二十分鐘；再將珍珠餃子煮熟，撈出放入沙鍋中，香噴噴的八寶粥就做好了。

八寶粥有五穀雜糧、水果、乾果，也有溫性的羊肉，自然營養均衡有益滋補。

更年期：更年期是女性生命過程中的一個轉折點，代表已經完成生育職責，身體需要經歷一些調整以邁入新的階段。在轉變的過程中，會有短暫的月經紊亂、荷爾蒙失調，甚至情緒及睡眠都會出現異常。這個階段的調理重點為「滋養腎陰」。

【更年期】**六味地黃粥**

作法：取熟地黃十五克，放到鍋裡煮半個小時，把藥渣濾掉，再加粳米二兩、丹皮半兩、澤瀉半兩、山藥一兩、茯苓十五克、山茱萸十克、大棗五個，一起煮半個小時即可。

能滋陰生血的「熟地黃」加上補肝的「山茱萸」，再加上補氣健脾的「山藥」，是所謂的「三補」，可以滋養身體。另以清熱瀉火的「丹皮」和能瀉膀胱水邪的「澤瀉」，加上寧心安神的「茯苓」，是所謂的「三瀉」。如此以「三補」配合「三瀉」，可以補腎益氣，滋陰填精，陰中求陽，陽中求陰，陰陽雙補。

老年期：不論男女，從小時腎氣逐年充盈，至壯年血氣方剛、精氣神足、腎氣旺盛，到老年時腎氣開始衰敗，這是自然衰老的過程，但也有因為體質本虛，加上年輕時保養不當，到老年時出現病理性的腎虛現象，如嚴重眼花、頭暈、耳鳴、腰痠背痛等症狀，如果想要改善，不妨可以試試「三才雞湯」這道食譜。

【老年期】三才雞湯

做法：準備人參九克、天冬六克、乾地黃十克，加入一整隻雞煨湯燉煮後食用。

三才雞湯有那三才呢？就是自然界中天、地、人三大元素，以補益元氣的人參、養陰潤燥的天冬、滋腎兼有清虛熱的乾地黃，簡簡單單的三味藥卻起著護氣養陰的功效，對於寢臥不安、不思飲食、元氣陰液兩傷者皆有效果。

護肝養肝，中醫釋疑

肝的致命傷有哪些呢？

要知道人體的臟腑都有一定的作息時間，以中醫的觀點來看，肝臟的休息時間，就是晚上十一點到三點，如果這段時間沒有好好地讓肝休息，就會對肝臟造成很大的傷害。

所以如果想要擁有健康的肝臟，正常的作息是非常重要的，人在睡眠的時候，肝臟的血流量會增加，進而增強肝細胞的功能，也能夠加快體內營養物質的代謝，如此一來，不僅能夠達到解毒的功效，也能讓身體的機制維持穩定，所以一定要讓自己養成十一點以前就睡著的習慣，如果總是晚睡晚起，身體恐怕會承受不住。

除了晚睡晚起之外，還有一些事情也會對肝臟帶來傷害，例如不吃早餐、服用過多的藥物、還有吃太多含有添加物、色素，及防腐劑的食物，另外，還有一點要特別注意的，就是早上沒有排便的習慣。

以中醫的觀點來看，如果肝臟不健康，也可能會反應在腸胃上，所以最好要讓自己養成早上排便的習慣。

中藥的「保肝三寶」和食品

中藥裡的保肝三寶指的是靈芝、牛樟芝，以及蜆精。以中醫的角度來看，除了三寶，還有一些東西也能夠達到保肝的作用，例如有解毒功效的五味子，能夠增強肝細胞存活的七葉膽，都是中醫經常會使用的藥材。

❶ **靈芝**：靈芝能夠幫助肝細胞再生，也可以增強肝臟的解毒能力

❷ **牛樟芝**：牛樟芝除了可以抑制癌細胞、防止過敏、降血脂，也能夠維持肝臟的功能，另外，牛樟芝還可以增加人體的免疫力，是一種擁有多用途的作物。牛樟芝得來不易，因為它生長緩慢，而且只有臺灣有，所以現在市售的牛樟芝，幾乎都不是野生的，而是人工培育，人工培育並不是不好，只是在製作過程中，恐怕沒辦法了解是否有添加不當的化學成分，所以在購買的時候，最好要小心為妙。

❸ **蜆精**：蜆精當中含有豐富的維生素B_{12}，而維生素B_{12}具有強化肝臟的功效，還能夠促

進身體的代謝，所以只要服用蜆精，多少可以補充肝細胞所流失的維生素。

❹ **五味子**：五味子經常被當做一種滋養劑，能夠讓衰弱的身體恢復強健，它的成分中含有三十多種木質多酚，而這些木質多酚可以為肝臟達到解毒的功效，它能夠清除有毒物質，保護肝臟免受破壞，還能夠刺激肝細胞再生，所以五味子確實是有保肝作用的。

❺ **芝麻**：以中醫的角度來看，芝麻是一種非常好的食物，它含有豐富的蛋白質，以及非常多的營養物質，只要多吃芝麻，就能夠保護心血管、維持身體機制的青春，另外，芝麻素也被證明能夠減少肝臟的損傷，因為它能夠清除對人體有害的自由基，也具有抗氧化的能力，可以減少酒精對肝臟帶來的傷害。

想要照顧肝臟，能不能只吃保肝藥或保健食品？

還是要提醒大家，這些保健食品都只有輔助的效果，最根本的還是要從自己的生活習慣做起。要知道人體的臟腑都有一定的作息時間，如果沒有在正確的時間讓肝臟休息，就會對肝臟造成很大的傷害，所以如果想要擁有健康的肝臟，最重要的事情是正常的作息。

人在睡眠的時候，肝臟的血流量會增加，進而增強肝細胞的功能，也能夠加快體內營養物質的代謝，如此一來，不僅能夠達到解毒的功效，也能讓身體的機制維持穩定。說到底，讓自己養成良好的作息、正確的飲食習慣，這樣才是最重要、最基本的養肝之道。

哪些食物多吃會傷肝？

❶ **酒精**：相信大家都知道喝酒容易傷肝，這是因為酒精中的乙醛會直接對肝臟帶來傷害，如果長期喝酒，或是喝酒過量，都可能會導致一些肝臟疾病，例如酒精性脂肪肝、肝硬化、酒精性肝炎，甚至是肝癌。

❷ **高脂肪的食物**：高脂肪的食物容易使人肥胖，也容易造成三高（高血糖、高血脂、高血壓）的問題，而這些問題都是導致脂肪肝的主因，所以像是動物的內臟、肥肉或是熱量過高的食物，盡量都不要多吃。另外，經由烘烤或是煙薰的食物，也容易對肝臟帶來傷害，所以也是少碰為妙。

❸ **亞硝酸鹽**：例如泡菜、醃製食品、變質的剩菜等，都含有比較多的亞硝酸鹽，而亞硝酸鹽在體內會轉化成一種致癌物，容易會引發肝癌，所以蔬菜一定要吃新鮮的，不要吃放有一段時間的，而醃製食品也不要吃太多才好。

哪些食物多吃對肝臟好？

❶ **葵花子**：葵花子是堅果類當中，維他命E含量最多的，而維他命E具有相當好的抗氧化作用，對於保護肝臟有很好的療效。

❷ **蘑菇**：蘑菇會增強免疫細胞及巨噬細胞的活性，能夠增強身體的抵抗力，幫助身體抵擋有害物質，也能夠達到解毒的功效。

❶ **黃豆**：黃豆包含一種叫做卵磷脂的成分，而卵磷脂可以幫助預防脂肪肝的問題。

❹ **十字花科蔬菜**：十字花科蔬菜是植物中最繁盛的科之一，像是芥蘭、花椰菜、甘藍菜、蘿蔔等，都是屬於十字花科，它被認為是預防癌症的超級巨星，因為當中含有一種特殊的化合物異硫氰酸酯，能夠幫助去除致癌物質，也能夠達到解毒的功效。

除了上述四種對肝臟有幫助的食物之外，接下來要告訴大家具有養肝效用的穴道，例如膻中穴、神門穴、三陰交穴等，都是很有幫助的穴位，建議大家平時不妨可以多加按壓。

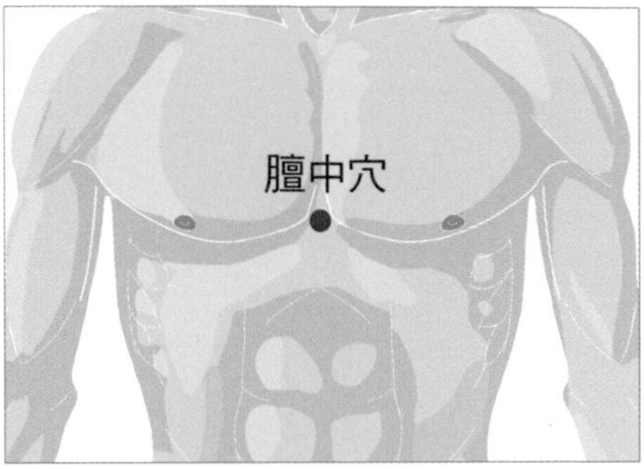

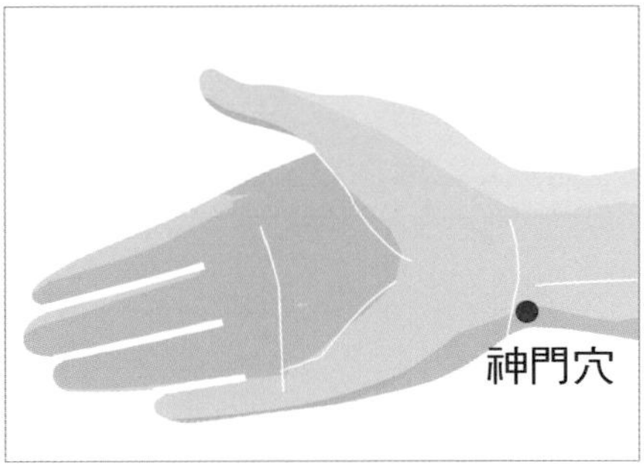

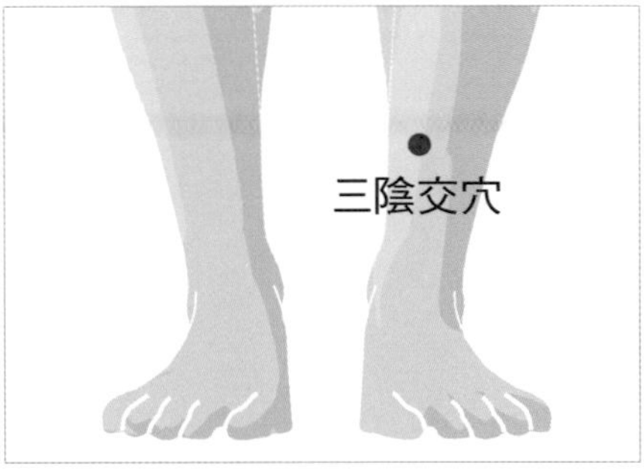

按這裡，有益肝臟健康！

養肝迷思與錯誤觀念

眼睛乾澀、眼球泛黃、白指甲，代表肝有問題？

以中醫的觀點來看，肝臟的經脈從足部開始，透過身體內部的脈絡，會一直延伸到眼睛的部分，所以眼睛的狀況確實跟肝臟的健康是息息相關的，養分會透過肝臟的脈絡，進而提供給眼睛，所以眼睛才能發揮功效，作為我們的靈魂之窗，但如果肝功能異常，例如有肝血虛弱的狀態，養分就無法提供給眼睛，容易導致眼睛乾澀，所以如果眼睛發生異常的狀況，就表示肝臟可能也有一些問題。

除了眼睛之外，肝臟的健康也會影響到指甲。中醫學上有一句話：「肝主筋，其華在爪。」這邊的爪指的就是指甲，整句話的意思是要有充足的肝血，才能使得指甲紅潤，也就是說，肝臟的健康與否，跟指甲的狀態有相當密切的關係，如果發現指甲呈現不正常的顏色（健康的指甲應該要是紅潤的），例如白色，最好要立刻去檢查一下身體有沒有問題。

肝硬化會導致性功能障礙？

肝硬化確實有可能會導致性功能障礙，因為一旦肝功能發生異常，就可能會讓身體的機制變得混亂，無法正常的運作，例如大腦的傳遞系統可能會因此而變得不穩定，而性激素的分泌也可能會因此而失調，進而導致性功能障礙。

站久了腳易腫，也表示肝有問題？

其實長時間站立而導致下半身水腫，是因為下肢靜脈的回流速度緩慢，下肢靜脈的回流，要靠運動來維持穩定，所以長時間站著不動，就會導致下半身水腫，只要適當的運動，或是每天做抬腳的動作，其實就可以改善這個問題。

如果肝功能發生異常，確實有可能會導致水腫，一般會發生在肝功能衰竭的狀態下，但通常會造成全身水腫，而不是只有下半身。

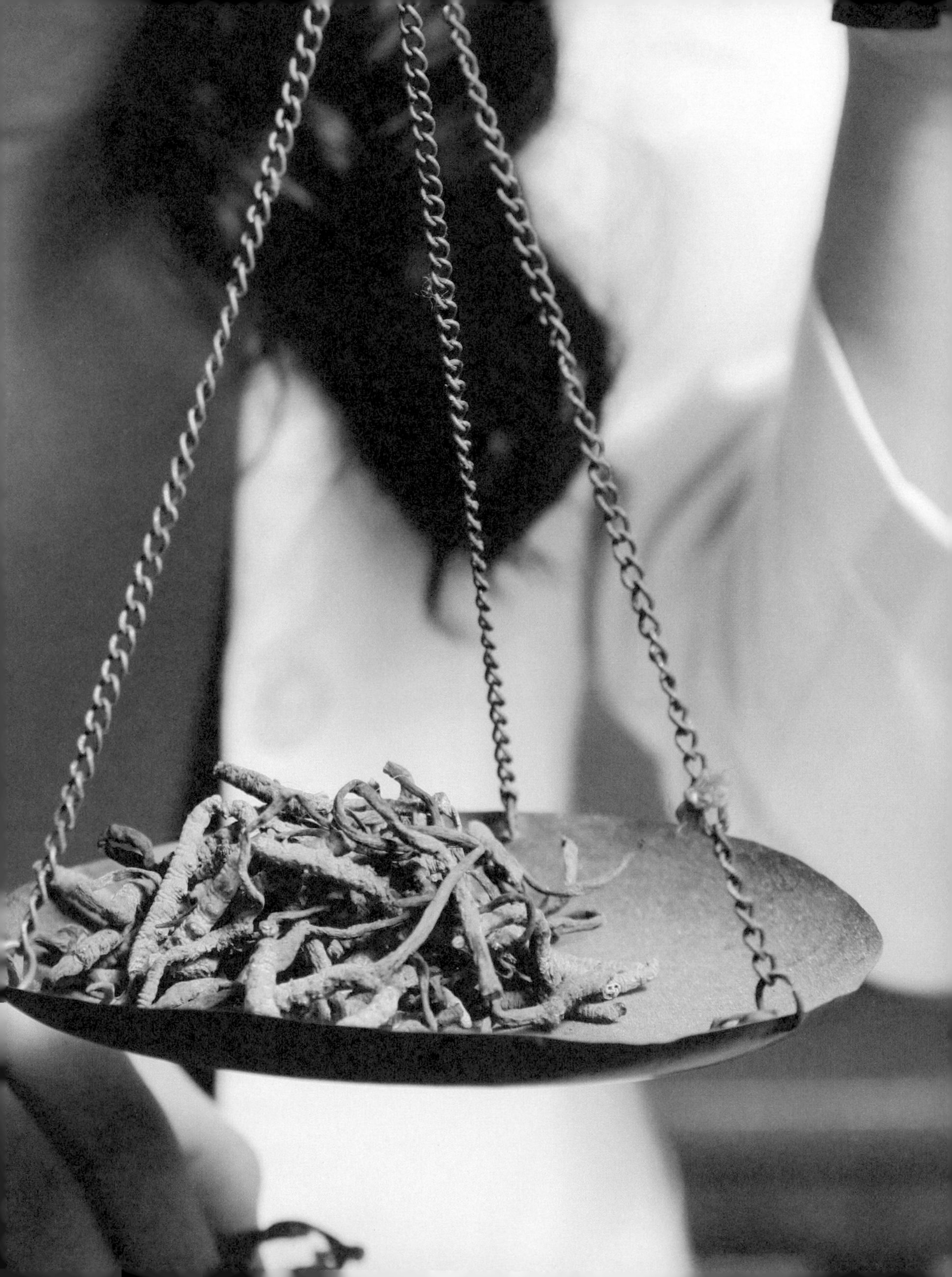

參

睡眠失調篇

睡眠失調是百病之源。睡得好是抗衰老的重點，更年期後女性調理身心，睡眠更為重要。睡前失眠，白日往往精神不振，靠猛灌咖啡提神，你累了嗎？如何不靠藥物就能好眠，得到充分的休息？本篇提供一些鎮靜、安神、寧神的建議和實用概念。

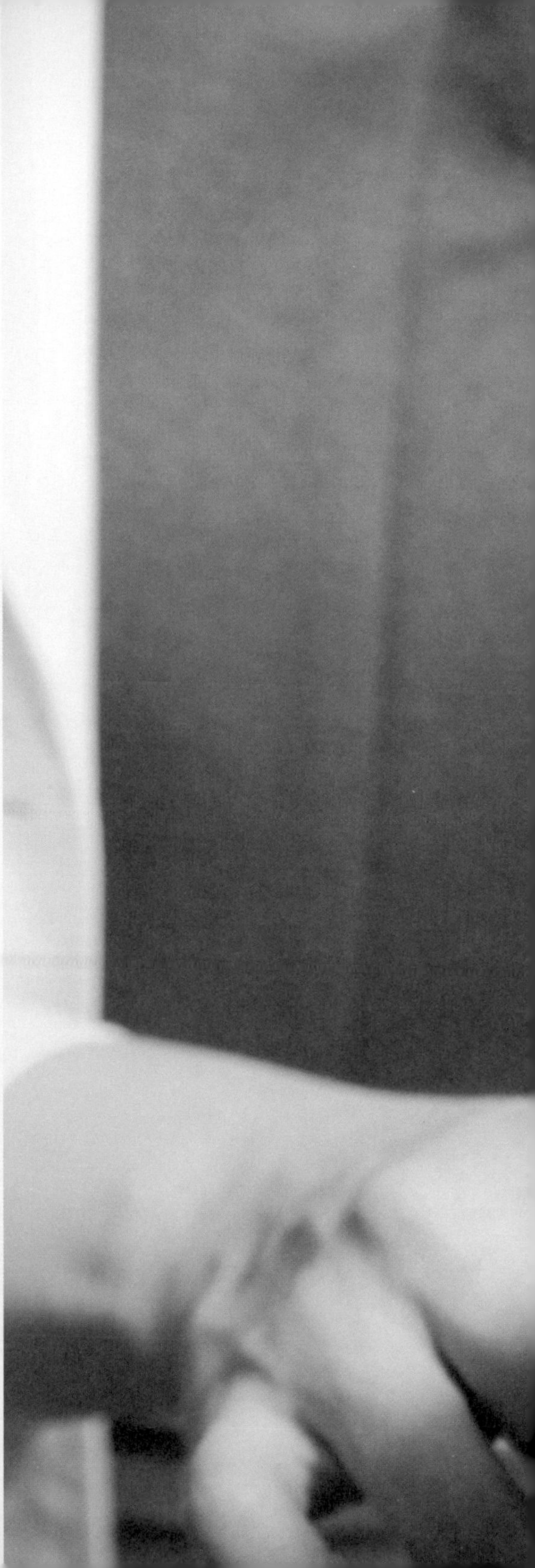

失眠對身體的影響

1min 重點

安眠補方之效用及適用者

歸脾湯	安神補血、健脾益氣、緩和情緒、助睡眠。	適合情緒不安定、用腦過度、神經衰弱者。
加味逍遙散	化解焦躁、紓緩易怒狀態。	適合更年期與情緒緊繃者。
天王補心丹	安神養心、滋陰補血。	同歸脾湯。
交泰丸	舒緩焦慮、解除煩悶。	適合失眠、常喝酒、大魚大肉者。

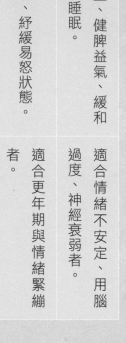

以中醫的觀點來看，之所以會有失眠的症狀，是因為脾胃不和，痰濕、食滯內擾所導致，另外，人的情緒也可能會影響到睡眠品質，如果情緒低落，有太多困擾，或是有很多事情需要思考，導致整天心神不寧，就有可能會導致失眠症狀。

不要認為失眠只是個小問題，如果長時間不解決，就有可能會導致其他更嚴重的症狀，例如每天睡眠不足，就會導致體力嚴重下滑、記憶力消退、注意力也無法集中，也許會因此而影響到正事的發展。

再來，人家常說一暝大一寸，如果還在發育期，卻沒有良好的睡眠品質，就有可能會影響到生長激素的分泌，進而影響發育。另外，如果沒有充足的睡眠，也可能會迫害到肌膚，加速肌膚老化，更嚴重的也會影響到身體機制，因為體內的臟腑沒有獲得充分的休息，所以可能會導致免疫力下降，進而引發一些疾病，例如糖尿病、高血壓等。

中醫安眠藥方

前來看診的病患中，有不少人是為了失眠問題所苦，當然我們不會開給病患所謂的安眠藥，但在中醫學裡，有一些藥方對於失眠症是很有治療功效的，接下來就為大家介紹。

❶ **歸脾湯**：歸脾湯的主要成分為桂圓、人參、酸棗仁及黃耆，具有安神補血、健脾益氣的功效，服用歸脾湯，就能夠緩和情緒，幫助助眠，除了失眠症患者之外，也會運用在情緒不安定的人、用腦過度的人，以及神經衰弱的人身上。

❷ **加味逍遙散**：加味逍遙散的主要成分為柴胡、當歸及牡丹皮，具有安神去火、疏肝解鬱的功效，服用加味逍遙散，就能夠化解患者的焦躁情緒，也能夠舒緩易怒的狀態，除了失眠症患者之外，也會運用在長時間情緒緊繃的人，以及更年期的患者身上。

❸ **天王補心丹**：天王補心丹的主要成分為五味子、麥門冬及生地黃，具有安神養心、滋陰補血的功效，天王補心丹的治療功效跟歸脾湯很類似，因此經常被用於治療失眠症。

❹ **交泰丸**：交泰丸的主要成分為肉桂及黃連，具有寧心養神、交通心腎的功效，服用交泰丸，就能夠舒緩焦慮的心情，解決煩悶的情緒，除了失眠症患者之外，也會運用在愛喝酒，以及吃太多高熱量食物的人身上。

助眠食物有哪些？

之所以會導致失眠症，通常都是因為心神不寧所造成，所以如果想要解決這個問題，最重要的就是要讓自己能夠安神養心，像是紅棗、蓮子、龍眼肉等食材，都具有這樣的功效，所以建議失眠症患者可以多加食用。

造成失眠症還有另一個主要的原因，就是壓力。因為壓力太大，導致沒辦法夜夜好眠，所以平時可以多使用一些能夠舒肝解鬱的食材，例如芹菜、玫瑰花、佛手、金針花等，也可以試著喝一些能夠舒緩情緒的花茶，也許就能夠達到助眠的功效。

安定神經的洋蔥

其實早在二十世紀的國外，運用洋蔥來治療失眠症，就已經是相當普遍的民間療法，《本草綱目》當中有記載，洋蔥具有散瘀血的功效，而且洋蔥當中含有一種叫做「硫化物」的成分，硫化物可以舒緩情緒的焦躁不安，對於鎮靜神經也有相當好的治療效果，所以在許多芳香療法當中，也經常會使用洋蔥。

據研究顯示，洋蔥的味道確實能夠讓人的腦波變得平穩、平靜，所以飽受失眠所苦的患者，不妨將洋蔥切成碎塊，放到床頭附近試試看。

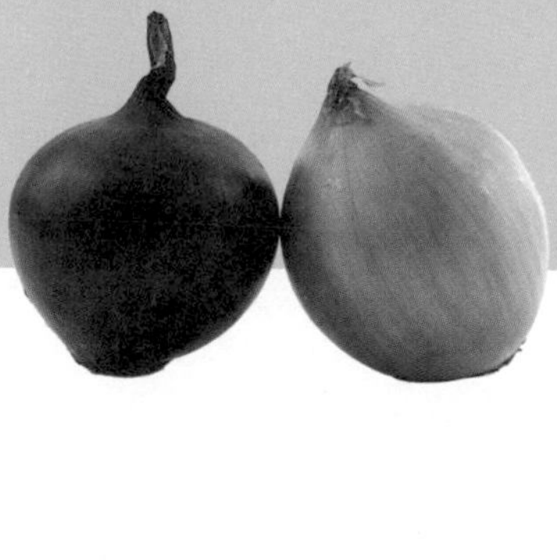

夢境也能判斷健康？

1min 重點

夢的顏色表示什麼？

【夢到綠色】● 肝虛。
【夢到紅色】● 血虛。
【夢到黃色】● 脾虛。
【夢到白色】● 肺虛。
【夢到黑色】● 腎虛。

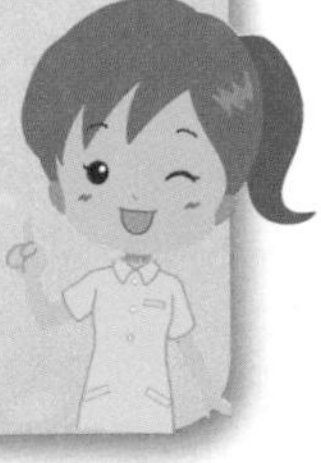

很多人可能會認為解夢是算命師的工作，但其實對中醫師來說，夢算是診斷病情的要素之一。中醫師認為夢跟臟腑健康、陰陽氣血都有關連，所以在問診的時候，有時都會問到做夢的內容，在中醫理論中稱為「夢診」。

但是中醫師不會以只出現一次的夢境就做出診斷，通常都要經常做相同內容的夢，才能作為判斷依據，所以如果你很常作一樣的夢，下次不妨就可以問問你的中醫師。接下來就要告訴大家一些簡單的夢診方式。

情緒

情緒對夢診來說，算是很重要的一個元素，如果在夢中的情緒是憤怒的，就表示有肝氣太旺盛的現象；若是悲傷的，就表示肺有不尋常的狀況；若是思念、憔悴的，就表示脾胃有異常，在現實生活中可能會有失眠、健忘、多夢的情形；若是害怕的，就表示腎氣不足，可能會有耳鳴、暈眩的情形；最特別的是，如果你在夢中是非常開心的，也不是一件好事，因為中醫認為過度的開心可能會上火，在現實生活中可能會導致失眠、心悸。

顏色

不說你可能不知道，中醫解夢還會由顏色來判斷，這是因為陰陽五行分別對應了綠、紅、黃、白、黑。若是夢到綠色，就表示有肝虛的現象；若是夢到紅色，就表示有血虛的現象；若是夢到黃色，就表示脾虛的現象；如果夢見白色，就表示有肺虛的現象；若是夢到黑色，就表示有腎虛的現象。

但是還是要提醒各位，夢診只是診斷疾病的其中一環，最重要的還是要搭配其他診斷，以及患者的身體狀況來做出正確的判斷，所以千萬別因為夢境而影響到心情。

甚麼原因導致夢的數量不同？

以中醫的角度來看，如果有多夢的情形，就表示你可能格外地勞累，導致氣血變得比較虛弱，情緒也比較煩躁。之所以會經常作夢，可能是因為肝氣鬱結、脾胃又比較虛，也許是被甚麼事情所困擾，讓心情低落，脾氣也變得比較暴躁，進而影響到睡眠品質，才會導致多夢。另外，若是有痰熱或是飲食失調的狀況，也可能會因為心神不安寧而導致多夢。

能作好夢的食材？

多夢的情形，往往都是跟臟腑相關連的，所以建議可以多吃一些能補氣血的食物，例如能夠健脾的山藥、薏仁，或是能夠滋陰補血的酸棗仁湯，其他像是枸杞、羊肉等，也都是很好的食物，如果你最近常做噩夢，不妨可以多補充這些食物，看看能不能改善。

怎麼避免作對身體不好的夢來提高睡眠品質？

首先要先分辨自己是為什麼睡不好，如果你變得易怒、暴躁，總覺得心裡有很多情緒卻無從宣洩，就要選用能夠疏肝解鬱的藥材，例如柴胡、陳皮。如果你經常頭痛、暈眩、心悸，經常失眠或是做噩夢，就要選用能夠安神養心的藥材，例如牛膝、杜仲，天麻、川芎、酸棗仁等。

如果你的情緒總是容易受到影響，遇到一點小事就變得心神不寧，甚至有健忘的情形，就要選用能夠益氣寧心的藥材，例如人參、當歸、防風、茯苓、甘草、龍骨等。如果你嘴巴變得很苦，還有吐痰的情形，性情也變得格外地急躁，就要選用能夠清熱化痰的藥材，例如大黃、沉香等。除了藉由中藥來改善之外，睡眠前也可以按壓手上的內關穴及神門穴，都可以幫助改善睡眠品質，但是最重要的還是，要懂得讓自己的心情放輕鬆。

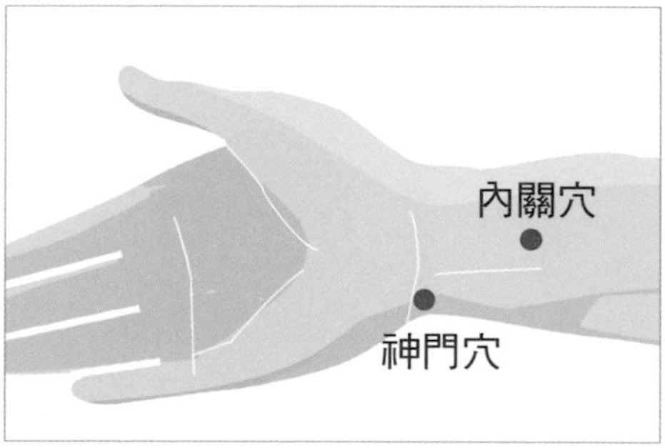

熬夜傷肝，如何提神才有效

1min 重點

健康自然的提神方法

【天然茶飲】以薄荷、梅精、檸檬草、迷迭香等天然食物製成茶飲，可幫助消除睡意、提振精神，也不會破壞身體機能。

【健康飲食】含膽鹼、卵磷脂、維他命B_1、B_3、B_6、B_{12}（菸鹼酸）與維他命C等成份的食物，如優酪乳、魚、瘦肉、麥芽、綠色蔬菜、香蕉、花生、柑橘、蕃茄與青椒等。而雞精、蜆精可補氣血，能消除疲勞，體質偏寒者不宜。

【伸展運動】溫和舒展筋骨，但不宜太過激烈。

【穴道按摩】百會穴、晴明穴、肩井穴、風池穴、太陽穴等。

【中藥材】西洋參（適合多數體質）、六味地黃丸（需評估體質）。

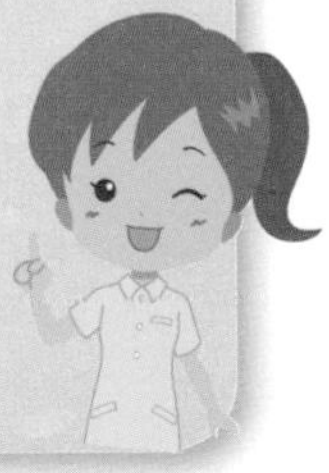

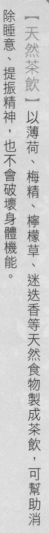

長期熬夜的人，有可能會爆肝嗎？可以自己觀察檢測嗎？

如果有長期熬夜的習慣，的確會影響到肝功能，會讓肝功能逐漸退化。以中醫的角度來看，人體的器官都是在晚上休息，如果沒有讓身體在正確的時間休息，就會出現一些問題，如內分泌失調、高血壓等，年輕的時候或許感受不到，但如果隨著年齡增長，卻還沒有調整回正常的生活作息，身體可能就會出狀況，藉此來向你抗議。

據研究顯示，超過三十歲的女性若是長期熬夜，罹患乳癌的機率會比正常人來的高，而男性則是容易罹患律神經失調。

其實在現代醫學當中是沒有「爆肝」這個詞，正確來說應該是「猛爆性肝炎」，而造成猛爆性肝炎的主因，其實是急性B型肝炎所導致，造成肝細胞無法維持正常的機能。所以長期熬夜加上作息太不正常，的確會讓生理機能逐漸退化。

而以中醫的角度來看，熬夜容易造成「肝火旺」的現象，例如長痘痘、精神不濟等問題，都是因為肝火過旺，所謂的爆肝，就比較偏向中醫講的「肝火旺」。

常喝咖啡提神，對身體有什麼影響？

大部分的人若是精神欠佳，通常都會想要來杯咖啡，不過這種做法真的是正確的嗎？

咖啡因的確可以達到提神的效果，不過那都只是暫時性的，效果沒辦法維持太久，甚至有學者認為那都只是心理作用。而且每天若是攝取超過 300 ppm 的咖啡因，可能就會造成一些問題，因為咖啡因具有利尿及促進心臟跳動的作用，如果喝太多，就會造成心悸，也會因為過於亢奮而導致失眠、神經衰弱、焦躁不安，所以千萬不能喝太多。

尤其是空胃的時候更不適合喝咖啡，否則可能會影響到腸胃的消化，其他像是孕婦、心血管疾病患者、或是有骨骼疏鬆問題的人，也不能攝取過多的咖啡因。

濃茶這樣的醒腦方法有用嗎？有沒有甚麼正確的方式？

就像前面所提到，濃茶當中也含有咖啡因，雖然具有提神醒腦的作用，但若是飲用過量，就會造成一些問題，而且茶葉中含有一種叫做「鞣酸」的物質，鞣酸會妨礙身體吸收鐵質，若是飲用過量，就會造成缺鐵性貧血，如果在飯後飲用，更會抑制身體吸收其他營養，如果長期飲用濃茶，還可能會加重原本有的慢性疾病，所以千萬不能喝太多。

以中醫的角度來看，如果真的很想要睡覺，建議可以使用薄荷、梅精、檸檬草、迷迭香等天然食物製成茶飲，不僅可以幫助消除睡意、提振精神，也不會破壞身體機能。

除此之外，也可以多服含膽鹼、卵磷脂、維他命 B_1、B_3、B_6、B_{12}（菸鹼酸）與維他命C等成份的食物，例如優酪乳、魚、瘦肉、麥芽、綠色蔬菜、香蕉、花生、柑橘、蕃茄與青椒等，能夠改善大腦血流量，補充腦中血氧濃度，皆可幫助大腦集中注意力，提高專心程度，並紓解壓力，飲食中也盡量不要攝取高脂肪食物，因為這類食物在腸胃吸收緩慢，容易引起血糖上升，易讓人昏睡，精神不集中。

喝雞精、蜆精，比較像是在調養身體，真的可以提神嗎？

以中醫的角度來看，蜆可以用來治病，也可以當做保健飲食，因為蜆含有豐富的蛋白質，可以幫助肝臟組織的更生，還具有降膽固醇的作用，而且蜆含有高量的牛磺酸，能夠消化食物中的脂肪，但是因為蜆的屬性偏寒，不建議吃太多，每天的攝取都有一定的限制，如果搭配薑一起煮，就可以稍微去除寒性。

以中醫的角度來看，之所以會精神不濟，是因為氣血虛，如果長時間置之不理，就會進一步導致胃氣虛、腎氣虛、肝氣虛等問題，所以在治療的時候，我們通常會使用能夠補氣養陰、清火、生津的藥材，像是西洋參就經常被使用，因為具有滋陰補氣的效果。另外像蜆也有助於滋陰涼補、清火，如果搭配西洋參一起服用，就有助於補元氣、清熱退火、消除疲勞；但體質偏寒的人不宜多服。

塗萬金油、或是薄荷棒能撐多久？會有後遺症嗎？

有很多人一感到疲勞，就會習慣性的使用萬金油或薄荷棒等提神小物品，但這種東西的效果其實是因人而異的，不一定對每個人都起的了作用，就像有人吃B群確實能夠提振精神，有人卻完全沒有變化。

萬金油的成分是以凡士林為基底，再添加一些芳香療法類的植物成分，雖然凡士林是沒有添加物的，但萬金油卻有添加其他物品，所以並不是用多少都不會有問題；薄荷棒也是一樣，這兩者都沒有提神效果，如果有流血或是傷口發炎，最好就不要使用，更不要讓比較敏感的部位，例如眼睛觸碰到。

使用這類物品時，有些事情要特別注意，像是薄荷會破壞皮膚的角質層及脂肪結構，而萬金油若是塗太厚，會讓皮膚無法呼吸，進而導致過敏，所以最好都要適可而止。

伸展運動可以短時間提神醒腦？

我認為多做伸展運動是好事，提神醒腦的效果如何是一回事，但對身體確實是有好處的，如果長時間坐在椅子上，可能會影響到身體的發育，對骨骼並不是好事，偶爾站起來伸伸筋骨，的確可以讓人精神為之一振，但動作不要太過激烈，否則反而容易消耗體力。

另外，以中醫的角度來看，有一些穴道具有提神醒腦的功效，例如百會穴（頭頂正中央）、晴明穴、肩井穴（左右兩側肩頭）、風池穴（耳後頭枕骨下，髮際內凹陷處）、太陽穴等，疲累時不妨都可以自行按壓，替自己做按摩的動作，就可以達到提神醒腦的作用，讓工作更有效率。

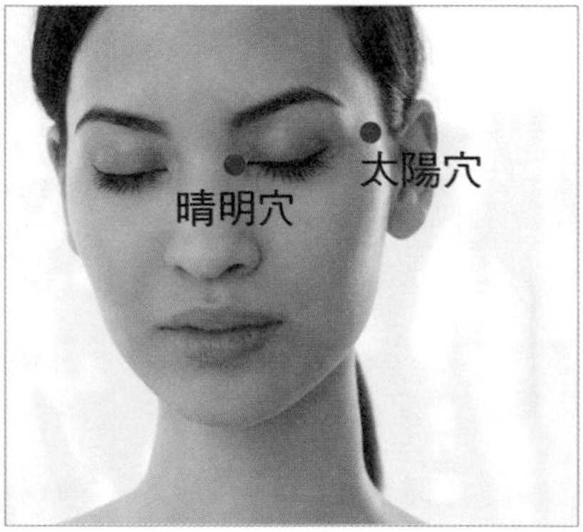

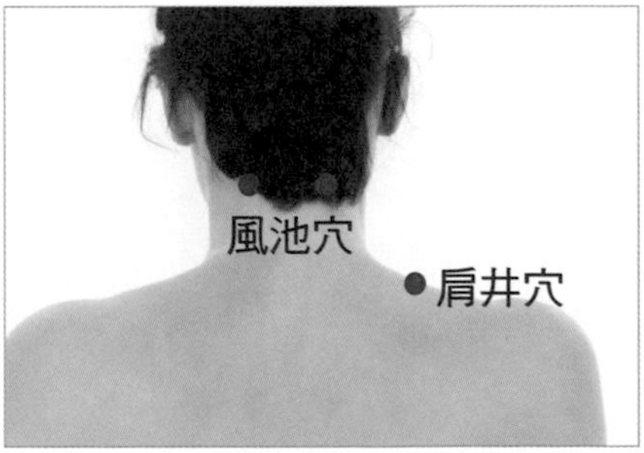

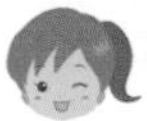

提神醒腦按這裡！

建議的提神小物？

首先就是前面有提到的西洋參，西洋參能夠補氣養陰、清火、生津，最簡單的方式就是切成片狀放入口中含著，就有補元氣、清熱退火、消除疲勞的功效，而且效果適合多數體質及年齡層。

另外，也推薦六味地黃丸。六味地黃丸具有很強大的補陰功效，很多補氣提神丸當中都有這一帖藥材，前面也有說過之所以會精神不振，是因為氣血太虛，而六味地黃丸就能夠滋陰補腎，替身體帶來元氣，而且六味地黃丸還能夠增強記憶力，所以很推薦給各位考生，不過在服用之前，最好要先找個專業的中醫師，評估一下自己的體質是否合適，並尋求正確的使用方式，這樣比較安全。

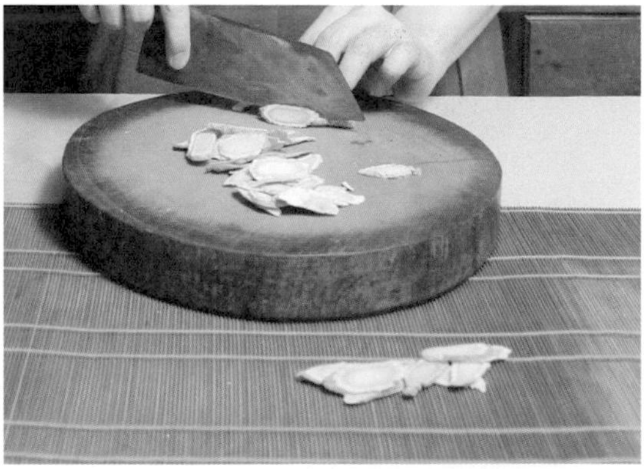

▶ 若想補元氣、清熱退火、消除疲勞，可嘗試將切成片狀的西洋參放入口中含著，是很好的提神小物。

紓解壓力的中醫療法

以中醫的觀點來看，我們會將壓力症候群分成三種類型：

❶**肝氣鬱結、氣鬱化火**：這種類型的患者，經常會陷入低落的情況，不管任何時候都會習慣性嘆氣，所謂的憂鬱症大部分都是這個類型，因為肝氣鬱結，為了替患者解鬱，我們通常會使用能夠疏肝的藥材及藥方，例如陳皮、柴胡、香附。

❷**痰熱內擾、心脾兩虛**：這類型的患者，總是會把所有的苦都往心裡吞，所以容易導致內傷，而且只要一感到壓力，食慾就會變得比較差，也特別容易疲勞，甚至會拉肚子，這類型的患者因為肝血不足，脾臟虛弱，我們通常會使用能夠生津化痰的藥材及藥方，例如烏梅、溫膽湯；或是可以補心脾的藥材及藥方，例如龍眼肉、人參、歸脾湯。

❸**陰虛火旺**：這類型的患者，因為特別容易心煩意亂，也經常容易變得暴躁，只要遇到一點點小事情，就會嚴重影響到自己的心情，很多失眠患者也都是屬於這種類型，我們

通常會使用能夠滋陰補腎的藥材及藥方，例如五味子、天王補心丹、知柏地黃丸。

中醫在治療壓力症候群的患者時，通常會把重點放在氣血的順暢與否，只要臟腑及氣血可以正常舒展，自然能夠減經壓力，但除了中醫治療，患者平時不妨養成運動的習慣，要找到能夠釋放壓力的管道，並且試著讓自己放輕鬆，或許這才是最好的方法。

每週都會按摩，這樣是不是壓力很大？

我想現代人本來就會有各式各樣的壓力，如果可以找到正當的管道來釋放壓力，絕對是一件很好的事情，尤其按摩確實可以舒緩心情，達到減緩壓力的目的。如果經濟壓力不允許，沒辦法經常請專業的師傅來按摩，這邊就要教大家一些簡單的穴道，自己就可以幫自己減壓。

❶ **百會穴**：頭頂的百會穴，為任、督二脈的匯集點，只要在此做按壓，就可以達到安神醒腦的作用，不僅可以減緩壓力，也可以讓自己放鬆心情，忘記煩惱。

❷ **太陽穴**：有時心情煩躁，可能是因為工作太累，進而導致頭昏眼花，或是電腦使用太久也可能會有這樣的問題，建議有這個症狀的人，可以試著從眉頭開始，輕輕地往太陽

穴（頁139）作按摩，接著在太陽穴的地方，以指腹作輕柔的按壓，這樣就可以緩解頭痛，也可以改善眼花的情形。

❸**足三里穴**：足三里位於膝下三寸，這是個非常好的穴道，中醫都稱他為養生保健的要穴，不僅可以增強體力，還可以健腸胃、補心脾，中醫講求由內而外一起養生，所以只要氣血通順，心情自然會好。

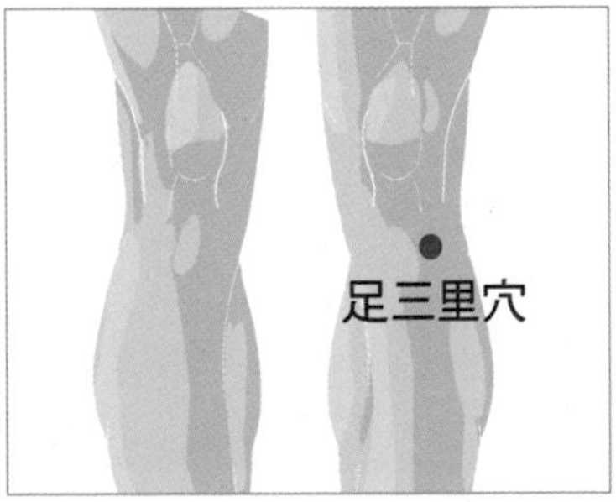

❹**湧泉穴**：位於腳底中心的湧泉穴有降虛火的作用，只要加以按壓，就可以達到安神、安眠的功效，所以如果你因為壓力太大而睡不著，不妨就可以試著按壓這個穴道。

❺**內關穴、膻中穴**：胸口正中的膻中穴（頁121），以及手腕內側的內關穴（頁133），這兩個穴道同樣都具有疏肝理氣的作用，只要加以按壓，就可以達到安神養心的作用。

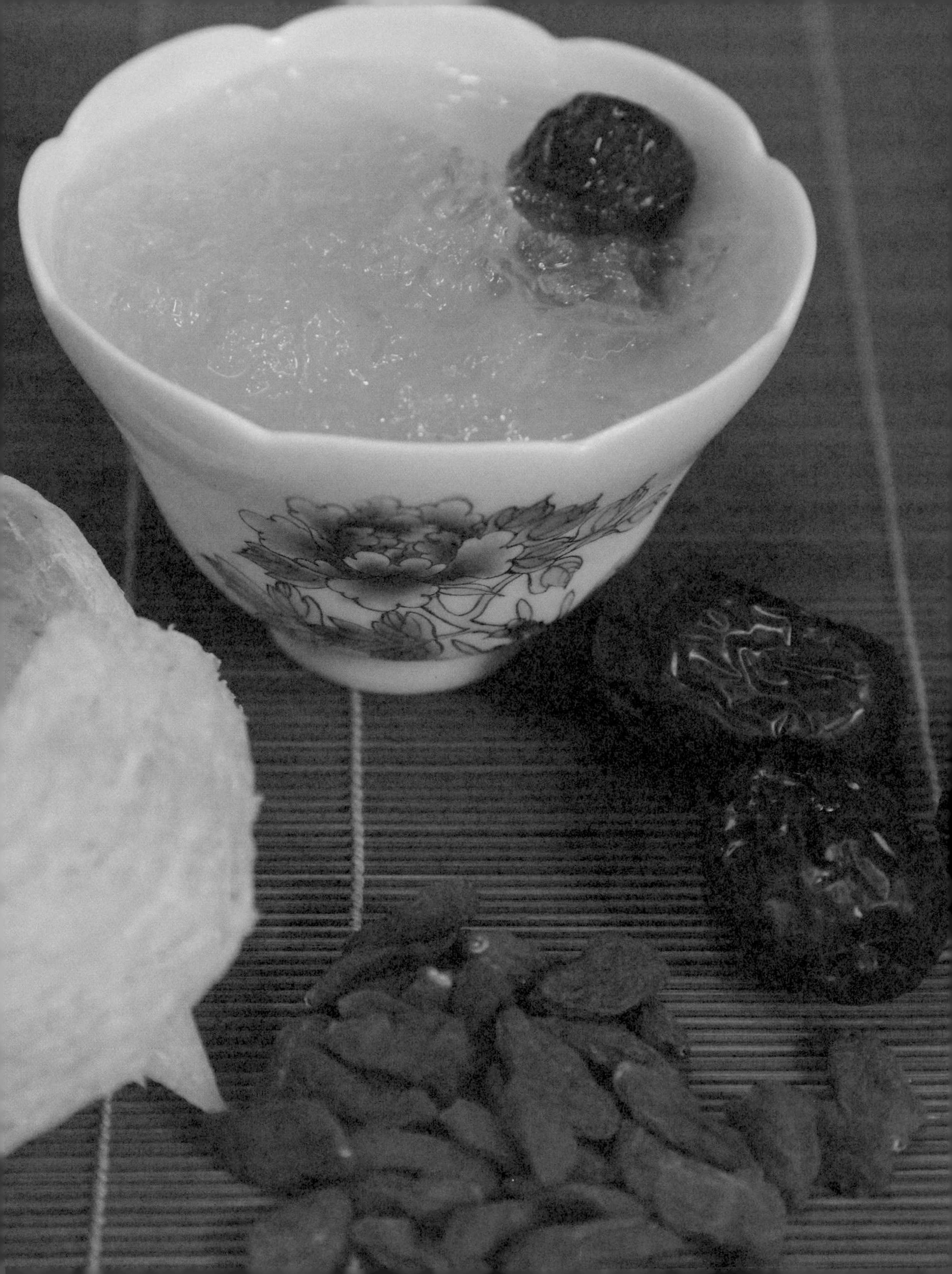

肆

美容滋補篇

常保青春容顏是男女都嚮往的，但是以西醫方式喝膠原蛋白、打玻尿酸來的直接有效，還是靠中醫慢慢滋補來的自然養生？對於西醫「美容」的方法，如脈衝光、拉提、塑身等醫美方式，中醫的看法如何？是否可以並行？

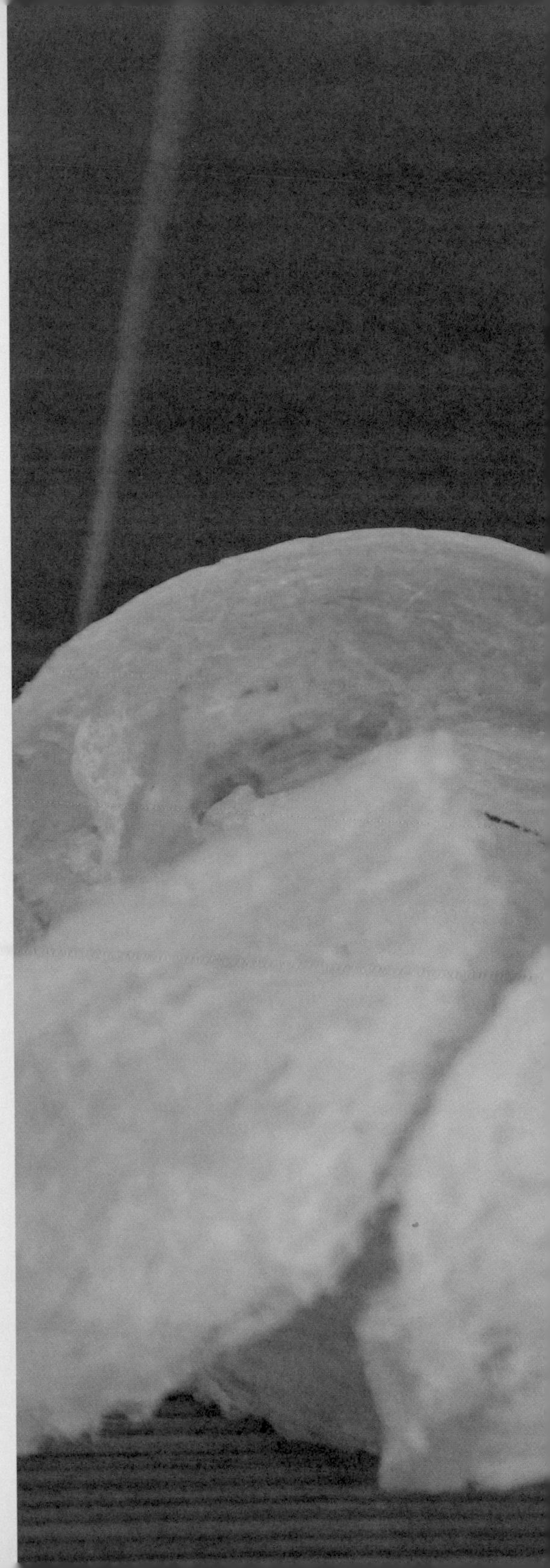

中醫看臉頰

1min 重點

痘痘的四種症狀及調理方針

【肺經風熱】多長於額頭，伴隨過敏性鼻炎，常用瀉白散。

【脾胃濕熱】多長於兩頰及鼻頭，伴隨便祕、口乾舌燥，常用黃連解毒湯。

【肝腎陰虛】多長在下巴及人中處，伴隨內分泌失調、生殖系統疾病，常用六味地黃丸、四物湯合仙茅。

【肝鬱氣滯】多長在臉側、髮際處及眉間，伴隨壓力大、情緒緊繃、失眠、多夢，常用加味逍遙散。

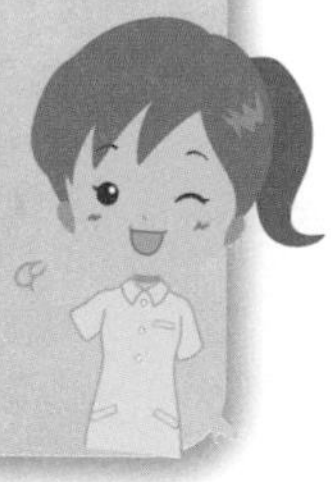

中醫除了把脈還會顏面望診，這是來自所謂的「反射學」的理論基礎。體內各臟器的健康都對應在臉上、手上與腳底的反射區，這已經經由科學證實。臉部是身體整體的縮影，各個臟腑器官的微小病理變化，均會在臉部局部器官相對應的穴位上，出現相對應的徵兆，因此中醫理論認為，由臉部可以反映全身臟腑氣血的盛衰。

中醫面診在中國已有悠久的歷史，以鼻為例，鼻頭為脾，鼻翼為胃，脾和胃屬土，土為黃色，正常的鼻色為紅黃隱隱，如果鼻頭出現紅色或有大顆紅色痘痘，代表脾胃正在上火發炎；如果鼻頭發黑，甚至顏色暗沉易脫皮，代表脾胃功能不佳，可能有胃潰瘍或腫瘤。

所以面診具有臨床上參考價值的意義，如果在面部出現皺紋、斑點和皮膚顏色改變，代表所在部位的臟腑失調；如果以全臉來看，左臉頰屬肝，右臉頰屬肺，額頭屬心，下巴屬腎，只要每天早上刷牙時，順便觀察一下臉部的氣血變化，也能夠適時地得知體內臟腑情況，達到事前預防，治未病的效果喃！

中醫抗痘妙方

青春痘又稱痤瘡，好發於青春期時，內分泌系統旺盛導致皮脂腺分泌增多，因而形成。

中醫治療上，以四種症型分別有其建議調理方針。

痘痘的四種症狀

❶ **肺經風熱**：此類型的患者常伴隨過敏性鼻炎，且痤瘡多分佈於額頭，看上去除了有許多粉刺，亦有小顆紅色的丘疹。治療上，多以瀉白散來疏風清肺，或以人參、枇杷葉、黃連、黃柏、桑白皮、甘草這類藥材來涼血清熱。

❷ **脾胃濕熱**：此類型的患者常伴隨便祕、口乾舌燥等問題，且痤瘡多長在兩頰及鼻頭，丘疹色紅明顯且易有膿腫。治療上，多以黃連解毒湯來清利腸胃濕熱，或以茵陳、梔子、大黃這類藥材清熱去濕、通腑瀉濁。

❸ **肝腎陰虛**：這類型患者常伴隨內分泌失調或生殖系統方面的疾病，且痤瘡多長在下巴及人中處，丘疹顏色暗沉、體積大。治療上，多以六味地黃丸滋肝陰補腎水，或以四物湯合仙茅、仙靈脾、當歸、巴戟、黃柏、知母等藥材調攝沖任。

❹ **肝鬱氣滯**：這類型患者常伴隨壓力大、情緒緊繃、失眠、多夢等問題，且痤瘡多長在臉側、髮際處及眉間，丘疹顏色偏暗。治療上，多以加味逍遙散疏肝解鬱，或以海藻、半夏、陳皮、青皮、連翹、貝母、當歸、川芎、甘草這類藥材來去痰軟堅、活血化瘀。

痘痘部位的警訊

中醫認為，肌膚是反映五臟六腑異變的重要指標。當青春痘紅腫、化膿，且持續長在同一部位達至少三週，則需警覺是否身體機能出現問題。

❶ **右邊臉頰**：代表可能肺火過盛或失調，建議可多食用薏仁、木耳、杏仁、梨子等食物，並飲用蜂蜜茶、綠茶等具有潤肺功效的食飲。

❷ **左邊臉頰**：代表可能因熬夜、喝酒等原因造成肝功能失調，建議除了調整生活作息，也可多吃綠豆、冬瓜、小黃瓜等有退肝火功效的食物，並多飲用決明子茶、菊花茶之類茶飲。

❸ **額頭**：代表可能太過勞心傷神，導致心火過盛或血液循環異常，建議除了生活作息應調整正常，並要多喝水。

❹ **兩眉之間**：代表呼吸系統可能異常，需特別留意。

❺ **鼻子**：若是鼻樑，則表示脊椎骨可能有問題；鼻子中段則反應肝膽病變；鼻頭代表

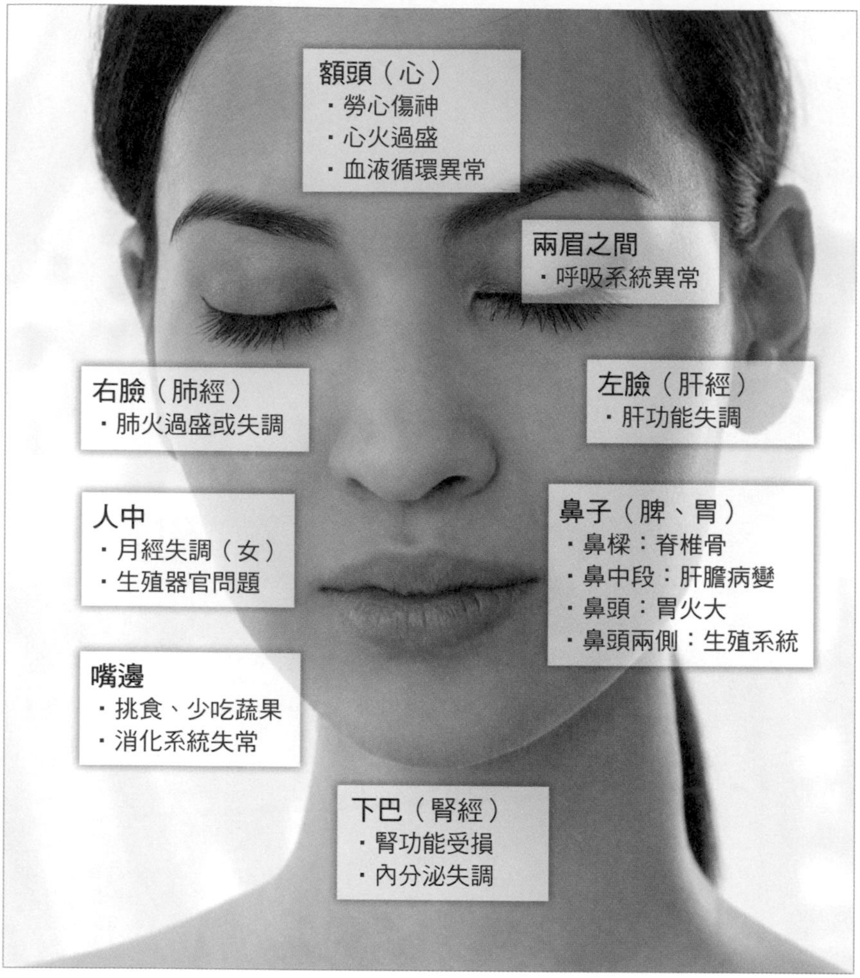
額頭（心）
・勞心傷神
・心火過盛
・血液循環異常
兩眉之間
・呼吸系統異常
右臉（肺經）
・肺火過盛或失調
左臉（肝經）
・肝功能失調
人中
・月經失調（女）
・生殖器官問題
鼻子（脾、胃）
・鼻樑：脊椎骨
・鼻中段：肝膽病變
・鼻頭：胃火大
・鼻頭兩側：生殖系統
嘴邊
・挑食、少吃蔬果
・消化系統失常
下巴（腎經）
・腎功能受損
・內分泌失調

臉頰與痘痘對應圖

胃火大或消化系統失調；鼻頭兩側則要注意卵巢機能或生殖系統。

❻下巴：代表腎臟功能可能受損或內分泌失調，女生若是月事不順，便很常見痘痘長在唇周和下巴。建議可多吃冬瓜、西瓜、蕃茄、空心菜、菠菜、竹筍等這類退火食材。

❼嘴巴周圍：通常挑食或少吃青菜及水果者特別容易長在此處，也代表消化系統可能失常，建議多吃胡蘿蔔、菠菜、金針菇等高纖食物，幫助腸胃蠕動。

❽人中：這類型的女性通常伴隨月經失調等症狀，亦可能是生殖器官出現問題，建議平時要少吃冰冷、寒涼、辛辣的食物，尤其若是生理期的女性更應避免。中藥調理可試著以四物湯及中將湯來調經養血。

自製抗痘外敷藥材

中醫對應發炎嚴重的膿痘，常見以由大黃、黃芩、黃柏組成的三黃粉水煎後用以清洗患部，或加水調和當做面膜外敷。

平常用於預防保養的藥方，常見有珍珠粉、冰片、薏苡仁、黃芩、白芨。但由於個人膚質皆不同，因此建議還是由合格中醫師問診後建議藥方，盡量不要私自調製藥方外敷。尤其敏感膚質的人更要留意，若有任何不適症狀，都應立即停用並就醫。

抗痘也適用針灸療法

中醫在針灸療法上，對於多因肺胃腸有熱、脾失運化、濕熱蘊阻導致的青春痘問題，多取**合谷穴**（頁070）來調整脾胃；以**曲池穴**來促進皮膚血液循環；以**三陰交穴**（頁070）來平衡內分泌。

耳針療法則多取肺點、皮質下、內分泌點，對於青春痘的改善都有很即效性的注益。對於紅腫發炎嚴重的青春痘，亦可以圍刺或放血來緩解。

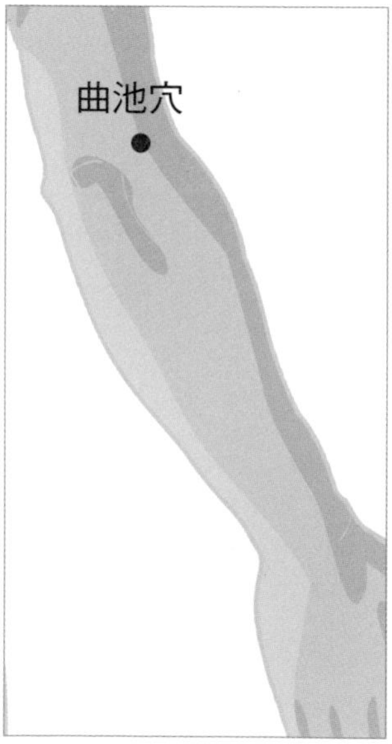

臉頰紅通通的，是哪裡出了問題？

臉頰之所以會紅通通，最有可能的原因是臉部曬傷或是皮膚過敏、發炎，甚至是血壓過高所致。一般來說，最常見便是神經系統的正常反應所導致，當情緒產生變化或是有面臨其他外物因素時，自主神經系統中的交感神經受到刺激，便會使身體系統產生一連串的作用，像是血管的擴張增加，就會使臉頰變得紅通通，除此之外，某些皮膚疾病，例如皮膚發炎、濕疹、痘痘等問題，也都有可能造成長期的臉紅。

臉紅需要處理嗎？

有些人可能會覺得這樣臉紅紅的也很可愛，氣色看起來也很好，如果不管它，嚴重的話會有什麼後果呢？

其實，若是放著臉紅不去處理，就有可能會發生皮膚炎，這種狀況通常會發生在幼兒身上，輕則皮膚炎，重則可能是傳染性紅斑的產生，如果不只雙頰發紅，還有皮膚搔癢的狀況出現在身體其他部位，就有可能是異位性皮膚炎的徵兆。

如果是成人的雙頰紅通通，嚴重的話就有可能是因為高血壓，正常情況下，人體血液對血管有一定的壓力，而臉部潮紅，是由於兩頰受神經因素影響，使得血管有所擴張及收縮，年紀大的人由於血液循環的減弱，當溫差太大、忽冷忽熱時，微血管在反覆收縮及擴張中會失去彈性，而高血壓生成就是因為小動脈長期受到血壓作用，導致血管壁發生病變，當血管壁變硬、內膜增厚，小動脈就容易形成硬化，當情緒激動、勞累、用力排便等因素而使血壓進一步升高時，超過了血管所耐受的壓力，小動脈就會破裂，甚至發生嚴重腦出血。血壓長期升高更會累及心臟，使心臟的結構和功能發生改變。

臉部容易泛紅者的飲食建議

飲食方面，建議容易臉紅的人，應該少吃會增加血管擴張的食物，例如咖啡、茶、可樂等含咖啡因的食物，要多吃蓮子（圖）、苦瓜等可以降火的食物，另外，也盡量少喝點酒，不要吃過於辛辣和刺激的食物，平時也可多補充一些維他命B，有助於神經修復和安神，進而達到舒緩情緒的作用。

再來，對於皮膚過敏造成的臉部泛紅，可從皮膚清潔做起，多保濕，多喝水，避免使用含香料、酒精等的刺激性化妝品，只要不刺激到肌膚，就能夠降低過敏的發生機率。

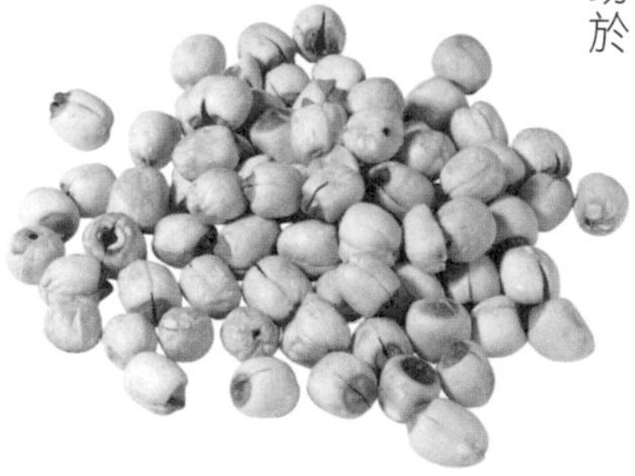

中醫看唇色

由於陰陽經脈終於唇，上下唇挾口屬手足陽明經，由此可見，口腔與臟腑經絡關係密切，能反映全身性疾病。加上嘴唇的表層皮膚很薄，反應血管特別明顯，因此若健康出了問題，影響血液狀況，自然容易顯現在唇色上，古書中也有對唇描述道：「脾之合肉也，其榮唇也」，也就是說，脾的好壞會顯現於口唇。

中醫看唇色，就能夠觀唇知脾？

事實上我們從唇的紋理、形態，確實可以診斷人體脾臟的形態和功能，例如唇部紋理細小者，脾小，紋理粗的人，脾大，唇稍微外翻上翹者，脾位置偏高，唇偏傾者，脾的位置很可能也有偏移情形。另外，當嘴唇腫脹時，恐屬實症病；唇萎者，則代表氣虛；上唇較肥厚、下唇偏小者，則可能常有腹脹的問題。

如果嘴唇呈現下列五種狀況，各自可能代表的意義，另外也要提醒大家，看診時如果擦有色唇膏，可能會因此而影響到診斷結果。

唇色	病症
紅而潤澤	表示脾胃氣盛，血脈調合。
深紅 深紫色	血液循環加速、毛細血管過度充盈的結果。紅紫主熱，中醫指體內熱，肝火太旺，可能導致體內有實熱疾病，如失眠、口臭、便祕，甚至引發心血管疾病。
偏白	表示脈絡血量不足或血紅蛋白含量太低、氣血虛弱，易有貧血、腹瀉、感冒等症狀。體內較虛寒者，也易疲倦、怕冷，氣血不足，導致五臟功能虛弱。
黑青	體內氣滯血瘀，是體內循環衰竭的象徵，常合併胸悶症狀。如果體內濕氣重，嘴唇周圍會泛起一圈黑色，這表示肝腎兩虛。常見不適有食慾下降、消化不良、下肢沉重感、小便頻繁等。
偏黃	唇黃主濕熱，表示肝功能衰弱，脾胃也隨之受影響。如果脾胃有濕熱，也會導致營養物質無法成功吸收。

從中醫的角度來看，「睡覺流口水」是哪裡出問題？

中醫認為成年人流口水是脾胃功能失調的一種表現，這種情況常見於脾胃系統功能減弱、水濕停留、脾胃濕熱或胃裡存食下降、胃熱上蒸，即所謂的「胃不和則臥不安」。而脾主肌肉開竅於口，「五臟化液，脾為涎。口為脾竅，涎出於口，涎為脾之液。」當脾臟虛弱，則口涎流於外，所以流口水可能是脾氣虛弱的病理現象。

脾有運化食物中的營養物質以及統攝血液的作用，而脾臟虛弱，多因飲食失調，過度操勞或久病體虛所引起，脾若運作失常，就會出現營養吸收的障礙，當體內臟腑受損，肌肉的彈力就會變得鬆弛，因此睡著後會閉不上嘴巴，造成口水外流。

另外，若是口腔潰瘍、喉嚨疼痛、牙齦問題等，可能會刺激口腔內腺體分泌使口水過多，在睡覺時就易流口水。又或者是有臉部神經肌肉的問題，如顏面神經麻痹、中風等面部肌肉鬆弛，都是導致成人在睡覺時流口水的成因。還有，睡眠時由於體位的關係，側身睡、頭偏向一側，也容易流口水。

睡前可以先做什麼預防嗎？

中醫理論說明，成年人流口水是脾胃功能失調，因此平日可多服用健脾固腎的中藥材做調補，另外，要有好的飲食習慣，睡前不要吃過於油膩、不易消化的食物，以及要有飯後漱口、睡前刷牙等良好的口腔衛生習慣。除此之外，睡前不要做太過劇烈的運動，工作也盡量避免過度操勞、用腦。如果有神經功能較弱的問題，也可以藉由嘴角按摩來做肌肉的舒展運動。

在食療部分，建議可以多吃粳米、甘薯、大棗，有補脾胃、益氣血、通便等作用，健脾可用山藥、白朮（圖）、薏米、花生、白扁豆、紅薯等，具醒脾開胃消食的，如熟藕、栗子、山藥、扁豆、葡萄等參考食材。

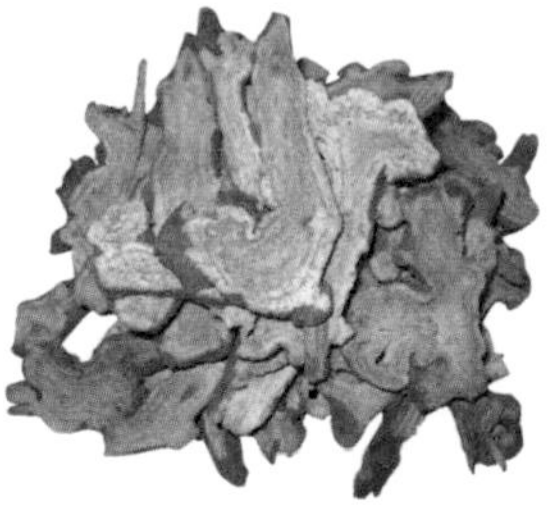

眼眉跳，不是跳財

中醫俗稱眼皮跳為「眼眉跳」，很多人都有著「左眼跳財，右眼跳災」的觀念，但以中醫的角度來看，眼皮之所以會跳是有原因的，可能是你的胃筋上揚，肝腎出了問題，或是腸胃不好。大家可能會感到疑惑，臟腑跟眼皮離那麼遠，怎麼會有關係呢？接下來就要替大家做說明。

眼皮跳，代表過度疲勞

當眼睛使用過度感到疲勞，就會損傷到肝血的運行，一旦肝血不足，就會導致血虛，因此造成眼皮跳，建議可以服用能夠養血的當歸活血湯來改善。而腸胃不好之所以會造成眼皮跳動，是因為眼瞼本來就與脾胃息息相關，如果飲食不正常，或是過度勞累，就會讓脾胃無法控制眼瞼，進而造成眼皮跳動，建議可以服用能夠健脾胃的補中益氣湯來改善。

除了中藥複方之外，還可以從經絡的部分來舒緩，因為眼皮跳主要是因為疲勞、壓力，透過按摩來刺激身體的神經、淋巴、血管，加速身體的血液循環，也能讓身心放輕鬆，就可以幫助改善眼皮跳的問題。

睡覺眼睛閉不上，是哪裡有問題？

眼皮在醫學上稱為眼瞼，而眼睛的睜眨與閉合功能，都是受顏面神經所支配，特別是提上瞼肌和眼輪匝肌的收縮及鬆弛來完成的。如果睡眠時眼皮無法完全閉上，可能是顏面神經對肌肉的支配作用比較弱，或是上眼皮的肌肉產生痙攣、眼輪匝肌的張力低以及提上瞼肌鬆弛不足所導致。

除此之外，之所以會有睡不闔眼的問題，也可能是因為上眼瞼過短所造成的，這樣的人，在睡眠時就會因上下眼皮不能完全閉合而留下一條縫隙；有些人則是因為外傷所導致，眼瞼有疤痕性的短縮，阻礙了眼皮閉合，無法完全合眼；而更嚴重的可能，則是因為某些腦部疾病讓顏面神經失去控制，或是眼瞼肌肉失去張力等而造成。

針灸放鬆眼皮，症狀是否會改善呢？

答案是肯定的。眼皮神經失調，在中醫理論上稱之為「面癱」，原因可能為正氣不足、脈絡空虛，外感風邪侵入導致顏面經脈氣血阻滯。中醫在治療這類問題時，通常會運用針灸、推拿等方式，來促進患部附近的體內經絡循環，從上背、頸、耳後、耳前、臉部等地方取穴位，使區域性的肌肉放鬆，並增強血管、神經的營養供應，以達到改善正常經絡循環的效益。

針灸取穴以祛風通絡，行氣活血為主，「經之所過，病之所致」，局部取穴依神經走向，眼部是取絲竹空、魚腰、太陽、頭維（頭側，髮際點向上約一指寬）等。另外，足三里（頁143）也是一個重要取位，針灸有「頭有病而腳上針」以下治上之理。耳穴部分則是有「頸」、「肩」、「枕」、「神門」等對應點可做治療。平常適當的進行眼部按摩，也可預防眼部周圍肌肉僵硬，加強舒緩肌肉使之放鬆。

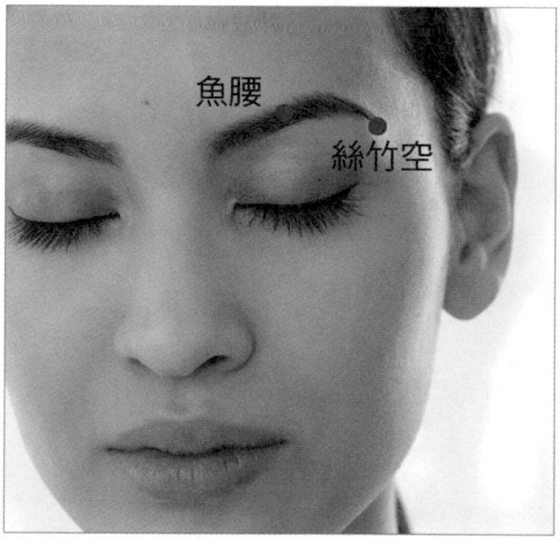

看鼻相便知健康

鼻子在中醫稱為「面王」，有「上診於鼻，下驗於腹」的說法，顯示鼻子在面診中具有相當大的價值。

鼻子及四周的顏色，最能夠反映五臟六腑的疾病。甚至在鼻子不同部位，都對應不同的疾病，例如由鼻頭看脾臟、在鼻梁右側是膽、在鼻梁左側則是胰臟，而鼻翼兩側則可看出胃的病症。

中醫師看鼻頭，就能判斷出疾病？

鼻子若以色澤做判斷依據，以五臟對應五色，就是肝對應青色、心對應紅色、脾對應黃色、肺對應白色、腎對應黑色，接下來就要告訴大家，如果鼻頭呈現這五種顏色，各自可能代表的意義。不過要提醒大家的是，雖然望診是中醫學當中很重要的依據，但在某些狀況之下還是有可能會有誤診的發生，例如患者濃妝豔抹，或是剛做完鼻整形、微整型手術等，都可能會影響到望診的判斷。

顏色	健康提醒
鼻頭泛紅	表示脾胃陽虛、失於運化、津液凝滯。也就是脾胃消化功能不佳，所以如果鼻翼特別紅，有罹患糖尿病的可能。
鼻頭發青	可能是「肝木乘脾土」的表現。由於肝氣疏泄太過，橫逆衝犯脾胃，導致影響脾胃消化功能，這種徵狀一般伴隨著腹痛。
鼻尖發黑	表示體內有濕氣，是「腎水反侮脾土」的表徵，也就是腎水反過來壓制住脾土，水氣過盛，導致腎的臟色出現在臉上。
鼻子發黃	代表胸內有寒氣，脾胃失於運化。因嗜食寒涼食物，積聚在脾胃，脾失運化，寒氣上升影響胸陽，導致寒氣滯留胸部臟腑。
鼻頭發白	代表體內氣血皆虛，可能會有消化不良或是慢性支氣管炎。

治療鼻息肉，有何藥方？

鼻息肉是指鼻腔內凸起的息肉，通常合併鼻塞、鼻涕、嗅覺不敏銳、頭痛、頭昏等症狀。儘管目前多以西醫療法摘除息肉，但因為容易復發，目前相關文獻都建議合併中西醫治療。中醫認為，鼻息肉稱為鼻痣，主要成因為肺經蘊熱，失於宣暢所致，導致濕熱邪濁積於鼻竅，或是濕鬱鼻竅、痰濁不化，導致耗損肺脾之氣。因此在西醫治療後，若可搭配內服蒼耳散和通竅活血湯，加上以白芷、辛夷、細辛、五味子、冰片等藥材製成的外治藥方，對鼻黏膜兼具收斂和保護作用，可幫助症狀消退。

美胸保養，把握黃金時期

1min 重點

正確觀念，打造妳的內在美！

【發育不良三惡習】❶減肥：胡亂減肥造成內分泌失調，乳房發育不完全。❷運動時沒有穿運動內衣：胸部外擴、下垂、變形，副乳比胸部還要大。❸生活作息不穩定，經常熬夜：荷爾蒙分泌失調，影響胸部發育。最好要在十一點前上床睡覺。

【胸部縮水五大錯】運動造成的傷害、選擇了不合適的內衣或穿戴方法錯誤、不當的按摩方式、服用不當藥物、蛋白質攝取不足。

【豐胸黃金三時期】青春期、排卵期前後一週，以及懷孕後期，加強疏通胸部周圍的經絡，就可以幫助豐胸。

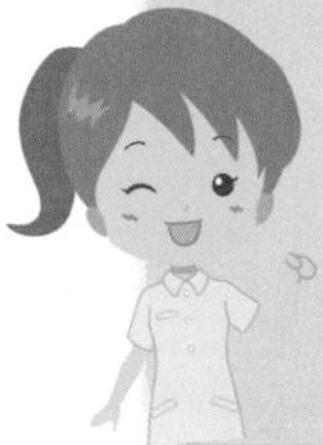

正常發育的少女，胸部卻「長不大」，可能是以下三大生活習慣造成：

❶ **減肥**：如果正處於發育的階段，千萬不要亂減肥，因為減肥容易會影響到內分泌，如果胡亂減肥，可能會因此而造成內分泌失調，內分泌一旦失調，就會讓乳房發育不完全。

要知道乳房的發育和雌激素的的分泌息息相關，如果雌激素分泌不良，就會讓乳房長不大，所以如果妳想要減肥，千萬不要太過急躁，要採取正確且健康的手段。另外，就算過了發育的階段，也經常會聽到別人說該瘦的地方都沒瘦，只瘦到胸部，如果有這樣的情形，建議平常可以多刺激乳腺的分泌，讓乳房細胞能夠有效地增長。

❷ **運動時沒有穿運動內衣**：這是個非常重要的觀念，很多女性總認為自己「沒有胸部」，但可能是因為胸部外擴，胸部的肉全部都跑到其他地方去，仔細觀察自己的身體，有沒有覺得自己的副乳比胸部還要大呢？

運動的時候，沒有養成穿運動內衣的習慣，就很有可能會有這樣的問題。運動時因為胸部會晃動，如果沒有穿運動內衣，胸型就容易會因此而改變，可能會外擴、下垂、變形。

❸ **生活作息不穩定，經常熬夜**：這個觀點跟減肥其實是差不多的，如果生活作息不正

常，一天到晚熬夜的話，容易會影響到荷爾蒙的分泌，前面也有提過，乳房的發育和雌激素的的分泌是密切相關的，如果荷爾蒙分泌失調，可能會因此影響到胸部的發育，所以如果仍處於發育的階段，請務必要培養良好的生活作息，最好要在十一點前上床睡覺，讓自己有正確的睡眠習慣。

讓胸部縮水的五個不良習慣

❶ **運動造成的傷害**：雖然運動對雕塑身材是有幫助的，但如果運動過量，或是沒有穿運動內衣，可能就會造成一些負面的影響，例如胸部變形、外擴，但比起沒有穿運動內衣，更不能不穿著內衣運動，否則可能容易會讓胸部下垂，影響美觀。

❷ **穿戴方法錯誤，或是選擇了不合適的內衣**：穿戴內衣其實是一門很大的學問，並不是只要把扣子扣上就行了，要將肩帶做正確的調整，接著把身體往前彎，再將整個乳房其周圍的脂肪都撥到內衣的罩杯裡面，這樣才能避免胸部外擴，也可以讓胸部渾圓飽滿，如果沒有做這樣的動作，可能就會因為脂肪分散而讓胸部越來越小。另外，在選擇內衣時，一定要選擇合適的尺寸，如果太大或太小，都可能會讓胸部變形。

❸ **不當的按摩方式**：常聽到人家說按摩可以讓胸部變大，其實這是正確的，只要選擇對長胸有幫助的穴道，或是順著乳腺組織往上按摩，對於胸部生長的確是有正面影響的，但如果按摩的方式錯誤，例如按到了錯誤的位置，或是搞錯了方向往下按摩，恐怕只會讓胸部越來越小，或是變形。

❹ **服用不當藥物**：曾經聽說過一種說法，避孕藥可以讓皮膚變好，也能讓胸部變大，確實有很多人透過這樣的方法而收到療效，但我認為這個方法是不好的。避孕藥當中的主要成分就是雌激素，也就是女性荷爾蒙，透過避孕藥補充了女性荷爾蒙，在短時間內或許會有胸部脹大，或是皮膚變好的感覺，但如果長時間服用，反而會破壞身體的內分泌系統，造成內分泌失調，如此一來反而會讓胸部變小，還可能會影響到月經週期。

❺ **蛋白質攝取不足**：減肥是女性一輩子的課題，但卻可能會連胸部一起減掉，這是因為想要胸部豐滿，脂肪跟蛋白質其實是不可或缺的，如果想要兼顧瘦身及豐胸，建議可以減少吃高熱量食物，但魚類、豆類、蛋、瘦肉、花生等食物，還是要適當的攝取，而如果是身材比較瘦小，不需要減重的人，除了上述食物之外，也可以吃一些熱量及脂肪含量較高的食物。

豐胸按摩及豐胸茶飲

有一些茶飲對於豐胸其實是有很好的效果，例如能夠活血補氣的桂圓紅棗茶及黃耆紅棗茶；富含膠質的山藥，可以煮成茶飲，也可以製成山藥牛奶飲用；能夠促進乳腺發展的蒲公英茶；富含脂肪、蛋白質的豆漿及米漿，但建議要喝溫熱的，因為冰飲對女性的身體會造成不好的影響；另外還有大家都熟知的木瓜牛奶，因為木瓜酵素有助於蛋白質的吸收。

除了上述茶飲之外，還有一些穴道對於豐胸也有正面的效果，例如中府穴、乳根穴、乳中穴、鷹窗穴、膻中穴、天溪穴、庫房穴、屋翳穴等。

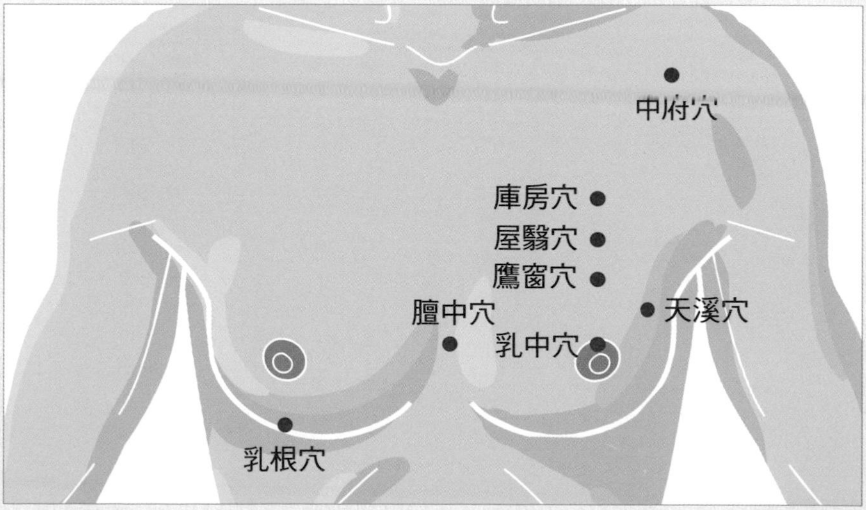

豐胸黃金三時期，按表操課就對了

以中醫的角度來看，如果想要豐胸，就要加強胸部周圍的氣血循環，例如乳根穴、膻中穴、大包穴、鷹窗穴（頁１６９）等，都可以提高身體的氣血順暢，另外再搭配三陰交穴（頁０７０）、合谷穴（頁０７０）、足三里穴（頁１４３）等穴位，就能夠得到更好的效果，建議想要長胸的各位，不妨可以試著按壓。

但是豐胸最好的時間，是在青春期、排卵期前後一週，以及懷孕後期，這三個時期被稱為豐胸黃金三時期，這三個時期因為體內的腺體跟荷爾蒙會分泌的比較多，乳腺也會比較發達，所以是豐胸的最佳時期，建議大家可以把握這段時間，加強疏通胸部周圍的經絡，就可以幫助豐胸。

日期	內容
1–6	行經期 第一日血剛出，第二日血量增多，期間需注重益氣補血，助經血排出，可吃堅果類，如腰果、花生、核桃，也可喝紅糖薑湯，舒緩不適。
7	豐胸黃金期
8–11	豐胸黃金期 乳腺導管的上皮細胞分泌量減少，吃花生豬腳湯、含荷爾蒙的食物，山藥、當歸、蜂王乳。促進乳腺脹大，讓胸部up up。
12–13	排卵前期 雌激素第一高峰期，吃生薑羊肉湯。
14	排卵期
15–16	排卵期 成熟卵子排出，建議食用青木瓜雞爪湯、喝黃耆茶，豐胸安神。
17–18	排卵體溫上升期 雌激素第二高峰期，吃玉米或是枸杞溫補暖身。
19–21	第二豐胸黃金期 雌激素分泌量增加，乳房小葉內導管上皮細胞肥大，葉間和末梢導管內分泌物也會變多，刺激乳腺發育，調子宮機能，吃膠質食物，例如白木耳、木瓜、豬腳、雞爪、魚湯。
22–24	第二豐胸黃金期 雌激素分泌量增加，乳房小葉內導管上皮細胞肥大，葉間和末梢導管內分泌物也會變多，刺激乳腺發育，調子宮機能，吃膠質食物，例如白木耳、木瓜、豬腳、雞爪、魚湯。
25–28	高溫期 多吃酒釀蛋，紅棗茶，調節女性荷爾蒙的分泌及活化。

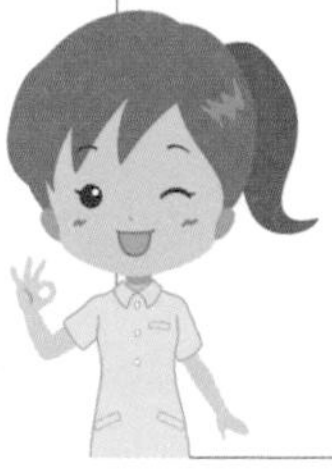

保養皮膚，玻尿酸不可少

人體中天然存在的美容聖品：玻尿酸

玻尿酸存在於人體的真皮層、結締組織、神經組織及關節中，是人體肌膚最重要的保濕因子，但隨著年齡增長、肌膚老化，玻尿酸是會逐漸流失的。

尚未流失玻尿酸的肌膚，摸起來有十足的彈性及光澤，像小嬰兒的肌膚就富含百分百的玻尿酸，所以摸起來才會那麼有彈性，而年齡越來越大，流失的玻尿酸越來越多，導致真皮層的含水量也逐漸降低，不僅讓肌膚失去原有的彈性及光澤，還讓肌膚的自我修護及抵抗力降低，才會因此而出現老化問題，例如皺紋、斑點。因此，「保濕」是「肌膚抗老」最重要的工作。

什麼是玻尿酸呢？

玻尿酸已經是最常見的醫美材料，來診所的病患仍舊常問，玻尿酸有什麼功效。玻尿酸又稱「醣醛酸」或「透明質酸」，是一種膠狀物質，存在於人體的真皮層、結締組織、神經組織及關節中，它可以幫助細胞移動、增生，而且有極佳的鎖水成分。據研究顯示，玻尿酸可以吸收五百～一千倍左右的水分，被認為是最好的保濕成分，所以經常會被運用於填補皮膚流失的組織，當皮膚出現皺紋，變得鬆弛，只要注射玻尿酸，就可以讓人看起來更加年輕。

保養用和注射用大不相同

保養用的玻尿酸跟注射用的玻尿酸是完全不同的，這兩者的製作方式及萃取來源皆不相同，所以分子量及分子結構也是不一樣的。注射用玻尿酸的分子量比保養用玻尿酸來的大，所以才能夠運用於填補皮下組織，而分子量較小的保養用玻尿酸，則是有較強的抓水力，能夠有效地增加、鎖住肌膚中的水分，所以才被廣泛運用在保濕產品中。

揭開宮廷美容藥方的面紗

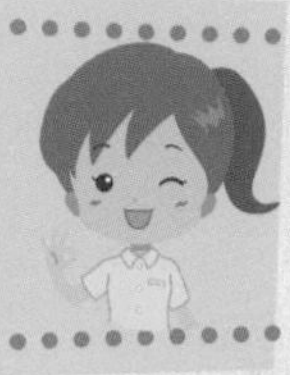

去疤舒痕膠

電視劇《甄嬛傳》中演出「舒痕膠」，成分除了麝香，還有桃花、珍珠粉、魚骨膠、蜂蜜、玉屑、琥珀、白獺髓，這些成分真的能去疤嗎？

麝香有活血的功效，所以可用於除疤；桃花也有通經的功效，所以可用於養顏美容；珍珠粉則是大家都知道的美容藥材，不只能夠美白、去疤，還具有安神的作用；魚骨膠則是含有豐富的膠原蛋白，所以美容功效自然不在話下，現在還有面膜會以魚骨膠為主要成分來製作。

至於剩下的成分，在《本草綱目》中都有被記載，蜂蜜會讓皮膚變得光滑，玉屑、琥珀能使疤痕癒合，而白獺髓在古代也是被用於淡化疤痕的中藥材，這些藥材確都有很好的美容功效，所以用來除疤是有道理的，但是並不認為使用「舒痕膠」就可以讓疤痕徹底消除，或許可以幫助淡疤，但想要完全去除疤痕，恐怕還是需要其他的方法。

宮廷御方—玉容散

傳說以十六味中藥藥材合製而成的「玉容散」，是當年專為慈禧皇太后特製的化粧品。讓慈禧揮別黑色素沉積、臉皮粗糙之苦，肌膚也日漸煥發光澤。其中用上有浙江八味之稱的中藥——白朮，另有薏仁、白芍、荊芥、珍珠、羌活等多種藥材混製磨粉後，用水和蛋白調濃，如現代「面膜」般稠滑，再用玉容散「面膜」按摩臉頰、洗淨。

過去因藥材蒐集不易，此般太后級的御用保養祕方一直少有流傳；據稱可溫經、驅風、活絡經脈、美白去粉刺及促進臉部循環，但根據臨床使用者的經驗，除了「美白」效果讓人感受較明顯外，對於可「除粉刺」、「驅風」之說，仍持保留意見。

玉容散的古早配方其實含有飛禽的「糞便」，因其名不雅而改稱麻雀屎為「白丁香」、鷹屎稱為「鷹條白」、鴿子屎稱為「鴿條白」，光想像因愛美而把大便往臉上塗的決心，就要好好地向太后學習一番了。

玉容散每隔一陣子就會流行一次，藥材裡比較受爭議的部分是「白丁香」，因為它是雀屎，以現在醫學的觀點來說，不建議用動物的糞便入藥，但中醫因為經過炮製，所以還是去正統藥材行買，比較安心。白芷、茯苓、僵蠶、扁豆等藥材，對美白效果都不錯。

去粉刺的原理是採用「僵蠶」，就是蠶寶寶，這類藥材含重金屬的成分和一些動物甲殼類，有去角質磨砂的效果。

骨科治療用和醫美使用

人體的軟骨中富含玻尿酸，關節液的主要成分也是玻尿酸，所以玻尿酸經常會被運用在骨科的治療當中，玻尿酸可以增進骨關節的潤滑作用，也有些許的止痛效果。另外，據研究顯示，玻尿酸還可以幫助軟骨細胞修補、再生、生長，所以主要是應用在膝關節、踝關節、肩關節等部位。

而醫美用玻尿酸則是現在廣為人知，主要被使用於微整型，它有非常好的鎖水作用，一旦人體的膠原蛋白流失，就可以在皮膚注入玻尿酸，這樣能讓肌膚的保水度更加，摸起來更加水嫩；另外，玻尿酸也可以用來填補凹陷，例如皺紋、淚溝等。

秋冬換季，適用哪些醫美療程？

每年換季的時候，肌膚過敏的患者總是會增加許多，有些人是皮膚發癢，有些人會長紅疹，如果本身就是過敏肌膚，或是有異位性皮膚炎的患者，這種時候總是會更加痛苦。加上臺灣的氣候，秋冬會比春夏來的乾燥許多，而且換季時溫差比較大，因此會對肌膚造成無法適應的負擔，導致肌膚失去正常的調節功能，進而產生過敏現象，自然成為秋冬時最常見的門診病例。

針對這類病例，首要建議就是加強保濕，其他像是防曬、鎖水工作也不可馬虎，若使用其餘美白類的保養品，也要避免使用任何刺激性、含酒精，以免對肌膚造成多餘的刺激。另外在日常生活中，也最好確認床單寢具的清潔，飲食上也要排除任何可能的過敏原。

推薦特別適合冬季施作的醫學美容保養

炎熱的夏天終於過去了，很多人會想要把握冬天趕緊讓自己白回來，但又貪心地想要連帶改善毛孔、斑點等問題，這種情況下，擁有七段光波的彩衝光，或許是最適合的選擇。

彩衝光除了可以掃蕩沉積黑色素，幫助解決色素沉澱、肌膚暗沉的問題，如果因為夏天曬出斑點，彩衝光也有淡化、美白之效。加上彩衝光刺激真皮層膠原蛋白增生的原理，對於毛孔、粉刺、痘疤、細紋等問題，也都有綜合改善之效。甚至，在冬天的時候，因為溫度突然降低，容易導致微血管增生，所以很多人經常會有臉部潮紅的現象，這個問題也可以透過彩衝光來處理，不僅可以收縮微血管，也可以改善紅斑。

但光療雷射術後，由於肌膚會處於更加乾燥的狀態，加上秋冬的氣候，建議這時的保濕鎖水等保養工作需要更加確實，若可加上玻尿酸或生長因子等修護成分的導入課程，將可讓膚況在這個秋冬更往上提升。

秋冬進補推薦

秋冬時除了肌膚保養要格外注意之外，對於身體的進補更是要多費點心，以中醫的觀點來看，秋冬是養陰的時節，所以像是花生、芝麻、菠菜、銀耳、烏骨雞、蜂蜜、豬皮等這類食材，都很推薦在這個時節食用。但需提醒的是，中醫進補並不是沒有限度，適度的進補對身體當然有好處，不過若是補過頭，可能反而會對身體造成不必要的負擔。

因此建議在食補之前，首要尋求專業中醫師的協助，先了解你的體質，再去選擇進補的方式。舉例來說，人參紅棗湯經常是熱門的食補清單，但事實上這類食療較適合體質較虛的老年人，若是屬於陽氣較盛的年輕人，反而可能越補越燥。其他像是當歸雞湯等很受女性歡迎的煲湯，也不適合氣血太旺盛的人飲用。所以在進補之前，一定要了解自己的體質，不論過與不及都不好。

冬季私房保養法

在保養方面，就像前面給大家的建議一樣，比起春夏所使用的保養品，在秋冬季節，我會特別使用加強保濕的產品。當然清潔也是非常重要的工作，在仔細地清潔皮膚之後，搭配使用鎖水功能比較強的護膚保養品，這樣就能把水分鎖在肌膚當中。

除了外在保養外，秋冬時節我多會食用一些像是薏仁、豆漿、黑木耳、山藥等這類能夠幫助美白的食療，因為這時可是美白的大好時機，因此我會搭配一些適當的食材，熬煮成湯或是粥來食用。另外，水分的補充在一年四季都很重要，但尤其在秋冬時節，我會補充更多的水分，或是以可以潤肺的紅棗湯、可以養肝的蜂蜜水、養肝茶這類飲品代替，不僅有助美白，亦可進行適當的調養。

派對前後急救光療

想要在派對中亮麗現身，除了衣裝打扮之外，妝容也是相當的重要，但有時候突然長了顆大痘子，或是過敏來搗亂時，可能就會連化妝都彌補不了，這種時候確實可依賴一些雷射光療。

除了先前提過的彩衝光外，同樣屬於較無恢復期，又可綜合改善膚光的，還有淨膚雷射。淨膚雷射除了可以除斑、美白、縮小毛孔、讓肌膚變得緊緻，且有午休美容之稱的淨膚雷射，術後並無明顯的恢復期，因此若是晚上有場派對，下午打個淨膚雷射，加上術後的保濕修護導入，都可讓晚上的妳更加亮眼奪目。

而想要變美有時光靠外在治療是不夠的，平時就應多注意保養，尤其在喧鬧一整夜後，往往隔天膚色容易顯得暗沉，這時建議大家可以多補充一些維他命C，像是檸檬水、小黃瓜、新鮮水果等，除了幫助美白，亦可提升元氣。

孕婦要注意的中藥材

1min 重點

孕媽咪飲食、用藥宜忌

【喜】均衡飲食、全熟食物、優質蛋白質、維生素、礦物質、水果。

【忌】❶具毒性中藥：砒霜、水銀、雄黃、夾竹桃等。

❷活血化瘀藥材：山楂、三七、桃仁、紅花、牛膝等可能造成流產。

❸促進子宮快速收縮藥材：麝香、益母草，容易造成流產。大黃、牡丹皮、薏苡仁、牛黃、木通不宜。

❹補元氣中藥：人參，可能造成失眠。

❺珍珠粉：體質偏寒者不宜。

❻薏仁：會促進子宮收縮，孕婦不宜。

❼艾葉：理氣調經，但不宜多，恐引發腸胃炎。

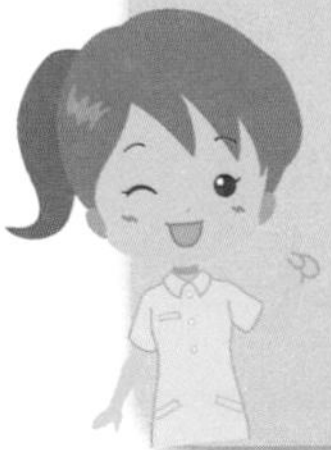

懷孕對許多人而言，代表迎接一個新生命到來的喜悅，但是在現實中，傳統民俗對於孕婦有許許多多的禁忌和建議，究竟應該如何遵守呢？

以農立國的傳統中國社會，對於背負傳宗接代的孕婦格外呵護，在魏晉南北朝時期有位名醫徐之才，曾提出「逐月養胎法」，建議所有的孕婦按照這樣的時辰表養胎安胎，以現在醫學胚胎學對照之，其中有些觀念還滿值得現代媽媽參考，例如「妊娠一月名始胚，飲食精熟，酸美受御，宜食大麥，無食腥辛，是謂才正。」古人建議剛懷孕的婦女要吃全熟的食物，不要吃過多生冷未熟的食物，胚胎才能順利成長；又如「不可以拍孕婦的肩膀」，以現代經絡學的觀點而言，肩部有肩井穴（頁139），過度刺激易引起子宮收縮、導致流產，所以關於民俗禁忌，有些需要遵守，有些則須隨著時代加以調整。

在懷孕過程中，有的孕婦因為孕前肥胖，或擔心懷孕後體形不良，而限制進食，有的特別偏食，有的偏愛雞鴨魚肉，或高檔的營養保健品，也有的因為孕吐無法進食，其實孕婦應該吃的雜一些，不偏食、不忌嘴，保證營養均衡全面，補充產後所需的大量營養物質。在飲食中應加強營養，特別是優質蛋白質、礦物質和維生素的攝入。正餐之外，還要多吃水果。當然過度怕胖不吃澱粉或節食，反而會使體脂消耗，酮體增加，對胎兒的健康發育不利。因此，孕婦不應限制進食和盲目減肥。當然體質偏弱的孕婦，會在孕期期間使用部分中藥材補身，但**其實有些中藥材並不適合孕婦食用，要小心選擇**。懷孕期間，為了自己及寶寶的健康，不要用任何藥物是最好的。

有些中藥是孕婦絕對不能食用的，像一些有毒性的藥物如：砒霜、牽牛子、生附子、水銀、生半夏、生甘遂、生南星、朱砂、大戟、烏頭、雄黃等都應予以禁用，那會影響母子平安。此外，中藥裡有許多「活血化瘀」的藥這時也要禁止，如山楂、三七、桃仁、紅花、牛膝等可能造成流產。至於有些會「促進子宮快速收縮」的藥千萬不能服用，如：麝香、益母草，也容易造成流產。大黃、牡丹皮、薏苡仁、牛黃、木通等藥，都不宜用。

哪些中藥對孕婦有不良影響，宜避免？

除了前面提到的紅花、麝香、夾竹桃之外，其實還有一些藥材是不適合孕婦的，接下來要替大家介紹一些很常被使用，偏偏孕婦不適宜的藥材。

❶ **麝香**：在民間常流傳，后宮娘娘為了爭寵，會對皇上賞賜的新進妃子，送上含麝香的補品而導致不孕，甚至導致流產，這是真的嗎？以中醫的觀點來看，麝香味辛、性溫，

通常用於活血通經、開竅醒神，只要遵從正確的使用方式，其實能夠治療因為月經不正常而導致的不孕症，但因為具有活血的功效，而且麝香會造成子宮收縮，如果錯誤使用，的確有可能會造成小產，不過這是要在大量服用的狀況下才有可能，現在麝香取得不易，應該是不會有這方面的問題，請不用太擔心。

❷ **紅花湯**：紅花具有活血通經、祛瘀止痛的功效，不只是醫生的常用藥，也經常被用於入菜，是一個非常有用的藥材。但是以中醫的觀點來看，紅花會增加子宮的收縮，若是不小心可能會影響到孕婦的胎動，嚴重甚至會造成小產，所以在懷孕前三個月時，因為一切的狀況都還不穩定，本來就容易有胎動不安，或是出血的狀況，如果在這樣的情形下服用紅花，後果是不堪設想，所以孕婦是不能服用紅花的。

❸ **夾竹桃**：夾竹桃是一種有毒的植物，如果誤食可能會出現肚子痛、噁心、腹瀉等症狀，更嚴重甚至會造成心臟方面的問題，進而導致休克，不過夾竹桃也是一種藥材，一般來說會用在昏迷時的強心劑，但是需要的量非常少，如果使用過量，就容易出現中毒的情形，要小心這是有可能會致命的。夾竹桃除了會刺激腸胃的收縮，也會增加子宮的收縮，所以孕婦若是誤食，可能會因此而流產，所以千萬要多加小心。

❹人參：人參具有補肺益脾的功效，當虛弱時服用會有補元氣的效果，但是如果服用的劑量過高，就可能會導致失眠、腹瀉、神經衰弱，而孕婦如果有其他的併發症，例如妊娠毒血症，最好就不要服用人參，否則可能會引發其他的問題。

❺珍珠粉：珍珠粉是一種非常有名的美容藥材，除了幫助傷口癒合，也有滋潤肌膚、安神的作用，但因為珍珠粉屬性偏寒，如果是體質較寒的孕婦，或是有早產徵兆的人，可能就不太適合，建議要經由專業中醫師的診斷，來判斷是否能夠使用珍珠粉。

❻黃連：黃連具有清熱解毒的功效，通常被用於治痢，但如果是體質較寒、或是腸

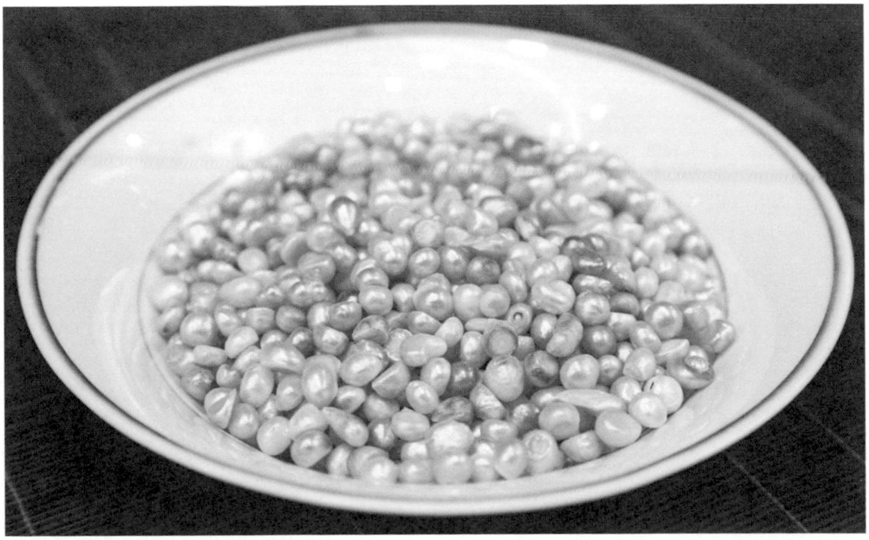

▲珍珠粉除了幫助傷口癒合，也有滋潤肌膚、安神的作用。

胃不好的孕婦，可能就不太適合，建議要經由專業中醫師的診斷，來判斷是否能夠使用黃連。

❼ **薏仁**：薏仁具有利尿、健脾、清熱的功效，但是當中的薏苡仁（圖）油卻被發現會增加子宮的收縮，因此不建議孕婦食用，否則可能會導致流產。

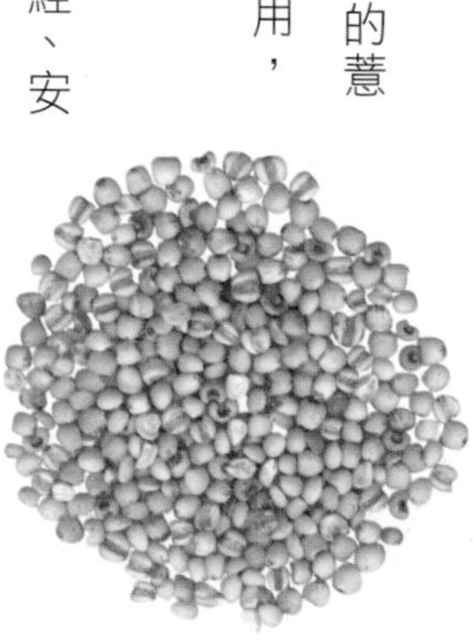

❽ **艾葉**：在《本草綱目》中記載，艾葉具有理氣血、溫經、安胎等功效，通常會搭配地黃、阿膠等中藥材一起使用，艾葉可用於經期不順、痛經等症狀，另外，也可以緩解胎動不安的問題，雖然對女性來說，艾葉是一個很好的中藥材，但並不適合服用太多，否則可能會引發急性腸胃炎，嚴重甚至會導致肝炎，另外，如果體質是陰虛內熱的人，也不適合使用艾葉，所以建議要經由專業中醫師的診斷，來判斷是否能夠使用艾葉。

產後瘦身，把握黃金時期

1min 重點

掌握正確觀念，產後瘦身非夢事

【理想黃金期】無哺餵母乳者，為產後三個月內；有哺餵母乳者，為產後六個月，可以孕前衣物可作為參考指標，判斷是否有產後肥胖的問題。

【重點四部位】❶腰腹部：按摩天樞、水分、水道等穴位，在產後下腹部「揉子宮」位置輕輕震拍。❷大腿：大腿走腎經（主管生殖系統）和膀胱經，月子期間，好好調養腎經在生產時受的耗損。❸手臂：荷爾蒙分泌產生脹奶，手臂會比較粗，等到脹奶情形減緩會消瘦下來。❹臀部：因為孕期脂肪、水分的堆積，及長時間受寶寶的重量壓迫，普遍有變大困擾。

【減重五大原則】哺餵母乳消耗熱量、飲食均衡注重營養、抽空運動健康多多、適當輔以塑身產品（切勿太過依賴）、睡眠充足心情愉悅。

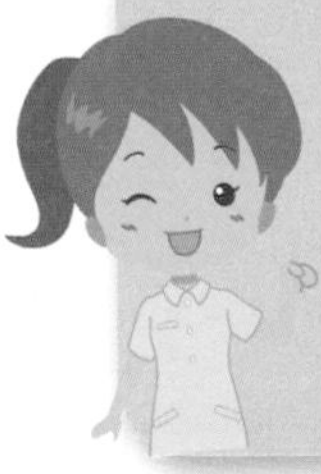

多數女性在孕期動輒增加超過十五公斤的體重，產後又忙著哺餵母乳和照顧寶寶而疏於體重管理，等到度過產後減重的黃金期，這才意識到自己離一櫃子的漂亮衣服越來越遠……。

其實產後減重不光是為了漂亮，更希望以健康的身體陪伴親愛的家人走更長遠的路。雖然長輩常說一人吃兩人補，但孕期應該以怎樣的幅度增重較為恰當？而產後又應該以怎樣的幅度逐步瘦身呢？關於產後的肥胖問題其實有一套定義的方式，現在就帶您一同來了解。

孕期增重幅度以BMI值為準

早些年前孕婦無論體型高矮胖瘦，孕期皆建議相同的增重範圍，但現在則改以孕前的「身體質量指數（BMI值）」檢視，綜合身高、體重、單胞胎雙胞胎等條件客觀來擬定孕期增重計畫。

若女性孕前體型偏瘦，合理的增重幅度則比一般人更多一些，讓媽媽擁有更充足的脂肪和能量供應寶寶成長。但如果原先體型較胖，整個孕程更要謹慎的控制體重，若增加的體重遠超過建議值，除了罹患妊娠糖尿病的機率上升，胎兒過大也相對會承受較高的生產風險，對媽媽和胎兒的健康大有影響。

產後立即減輕四～五公斤體重

以單胞胎的足月新生兒來看，平均體重大約落在三．三～三．四公斤，再扣除七百毫升的羊水（約〇．七公斤）和〇．六公斤重的胎盤，產後通常可以立即減少四～五公斤的重量，至於懷雙胞胎的媽媽，產後可立即減輕約八～九公斤的體重（實際減輕的重量仍會因個人身體狀況有所差異）。

懷雙胞胎因為子宮的容納空間有限，早產現象比單胞胎更為常見，平均在三十五至三十七週時產下雙胞胎，出生體重多落在二．

懷孕前的身體質量指數（BMI）	建議增重量	12 週後每週增重量
	公斤	公斤／週
小於 19.8	12.5 到 18	0.5
19.8 到 26.0	11.5 到 16	0.4
26.0 到 29.0	7 到 11.5	0.3
大於 29.0	至多 7.0	
其他：		
雙胞胎	總重 15.9 到 20.4	0.7
三胞胎	總重 22.7	

※ BMI ＝體重（kg）／身高 ^{2}（m^2）（參考資料：102 年孕婦健康手冊）

五～三公斤居多。

BMI與體脂率定義「產後肥胖」

產後肥胖常使用的定義為「產後六週仍超出孕前體重10％」——假設一位孕前體重為五十公斤的女性，若孕期體重增加到六十五公斤，那在產後六週就必須降至五十五公斤以下，否則就會被定義成產後肥胖。

另外若使用BMI值來看，介於十八～二十三之間都屬於正常的範圍，超出這個數值則表示體重有偏重的現象。再者，女性三十歲前的理想體脂肪率應低於24％，三十歲以上則應該低於27％，倘若體脂率超過30％亦可被定義為產後肥胖問題。

那些在懷孕前就喜歡穿著緊身衣物的女性，通常在產後也更能明確感受身型的不同，雖然一般常使用BMI來定義是否具有肥胖問題，但這僅是體重除以身高平方所得到的數據，無法明確得知各部位的體脂分佈多寡，因此，建議要同時以BMI值和體脂率檢視身型，沒有必要一味拘泥於體重數字高低。

孕前衣物可作為參考指標

以一個中等體型的女性來看，整個孕期應該將增重幅度控制在十至十四公斤內最為恰當，假使產後有哺餵母乳，在三個月內回復孕前體重是最理想的狀態。其實有時我們也可以發現，即便體重已恢復原來的數字，卻沒有辦法穿上孕前的衣物，這表示身體質量指數已逐漸下降，可是重量較輕的體脂肪卻沒被減掉，若某些部位的體脂率偏高，即使體重相同但身型卻會顯得較為臃腫。另外，水腫型體質因為體內滯留的水分太多，一樣沒辦法穿上孕前的衣服。

因此，以「穿得下孕前衣物」來判斷是否有產後肥胖問題雖然有點嚴苛，但媽媽卻可以藉此視為體型變化的警訊，了解哪些身體部位仍存有較多脂肪，再針對這些部位進行身型雕塑。

產後六個月內瘦身黃金期

至於產後的身型恢復，究竟有沒有最理想的黃金期呢？女性在產後三至六個月內是瘦身的最佳黃金時期（沒有哺餵母乳在產後三個月內是瘦身黃金時期，有哺餵母乳則以產後六個月內為瘦身黃金期）。

寶寶在產後六個月通常已經開始添加副食品，此時母乳的地位不再這麼全面性，媽媽如果還沒瘦下來就應該考慮自己是否有飲食過量、不運動等問題，且產後六個月新陳代謝率逐漸恢復孕前水平，減肥也會變得困難。另外若曾罹患妊娠糖尿病等妊娠疾病，孕期可能動輒胖了二十多公斤，一樣建議產後半年內要瘦回原來的體重，畢竟體重過重隱藏較高的心血管疾病罹患率，對健康大有影響。

國外曾有研究指出，若女性在產後六個月內未能瘦回原先體重，日後仍繼續存有肥胖問題的比例頗高。因此就像中國人常說的「打鐵要趁熱」，媽媽一定要以代謝率佳的產後半年內為瘦身目標，盡快恢復成理想的健康身型。甚至原先就有肥胖問題者，承受糖尿病、高血壓、心血管等疾病的風險也較高，因此也不妨在產後認真瘦至標準體重。

產後瘦身計畫

不曉得您或是身邊的親友，產後是否也曾有相同的經驗——雖然已恢復孕前的體重，但以前的緊身牛仔褲卻都無法穿上，這是因為孕育寶寶使脂肪的分布產生變化，尤其大腿、

自然產 × 剖腹產 休息多久再瘦身？

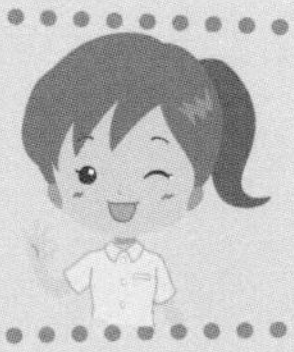

一般來說，自然產在產後兩週左右，會陰部傷口已有很好的復原狀況，等休息約一個月（坐完月子）即可開始著手瘦身，至於剖腹產因為腹部傷口需要較長的復原時間，因此產後經過一．五到二個月的休養後，亦可開始進行瘦身任務。

目標：產後兩個月瘦身大作戰！

如果媽媽在孕期體重控制得宜，產後也有哺餵母乳並注意營養均衡，再搭配適度的運動（做家事也是輕度的勞動），其實產後一至二個月即恢復孕前體重，也並非是不可能的任務喔！

體脂＋腰圍，瘦身更具體！

不少女性將「體重」視為胖瘦的唯一指標，總是為了數字斤斤計較，但脂肪的重量較輕，很可能體重恢復原本的數字，但仍然穿不上以前的衣物，甚至本末倒置瘦到不該瘦的地方，因此，瘦身除了留意體重的變化，更要加上測量體脂並以皮尺圈量身型，才能更具體的擬訂瘦身目標，看見身型變化的成效。

腰、腹和臀部更是明顯有脂肪增厚的趨勢，也因為脂肪具不易減少的特性，產生孕前衣物全穿不下的問題。

產後的減重計畫也可以採用國民健康局「每週〇．五公斤」的建議幅度溫和減重，一方面比較符合正常的生理運作，另一方面哺乳期間必須製造營養的乳汁給寶寶飲用，更不應採取激烈的節食瘦身手法，否則不但會影響自己，更連帶傷害到寶寶的成長發育。

產後瘦身大重點

肌肉的重量重、脂肪的重量輕，但肌肉具有一定的代謝率所以比脂肪更容易消耗，這也正是許多人雖然看起來身型纖瘦，但實際上體脂率卻已超標的原因。

產後瘦身重點，在於將體脂肪轉變成肌肉，這樣身型不但更健康漂亮，肌肉比例較高吃東西也比較不易發胖。如果產後發現有減重的困難（或局部減重困難），應先到減重門診尋求醫師診斷，再針對飲食或運動加以調整，才能真正的對症下藥。另外，中醫針對局部肥胖也有埋線治療可以利用，藉由埋入手術用的無菌羊腸線針對局部經絡加強刺激，對於身型雕塑亦有很不錯的幫助。

❶ **腰腹部**：懷孕期間媽媽的肚皮被寶寶撐的圓滾滾，產後也難免有腰腹部肥胖、肚皮鬆垮等問題存在，建議首先要加強排除水分，減輕水腫的困擾。

在肚臍到恥骨周遭有**天樞**（頁048）、**水分**（頁048）、**水道**等穴位，如果害怕埋線或針灸，則可以在產後下腹部「揉子宮」的位置進行按摩，每日躺在床上連續輕輕振拍三十分鐘（手掌弓起呈杯狀輕輕震拍，切勿施力重敲），經絡受刺激可加速腸道蠕動，還能促進腹部脂肪代謝和血液循環。

❷ **大腿**：大腿因為循環不好，往往是全身最難減重的部位。大腿在中醫理論走腎經和膀胱經，尤其腎經主管生殖系統，生產時腎經受的耗損若在月子期間得到好的調養，日後才能順利讓肥胖的大腿逐漸消瘦。

❸ **手臂**：手臂和胸部被相同的肌肉群和脂肪群掌管，因此胖瘦尺寸往往會成正比，而女性在孕期因為荷爾蒙分泌產生脹奶情形，手臂尺寸也會比孕前更粗一些，等到產後脹奶的情形減緩，之後手臂也稍稍消瘦下來。

其實媽媽無須對手臂的尺寸太過困擾，產後時常要抱寶寶會被練成較高的肌肉比例，只要運動得宜即可變得更加結實。反之，若這段時間瘦身速度過於猛烈，也可能使手臂的皮膚變得鬆垮。

❹ 臀部：產後除了腰腹部的胖瘦有待恢復，臀部也連帶因為孕期脂肪、水分的堆積，還有長時間受寶寶的重量壓迫，所以普遍都有尺寸變大的困擾。

哺乳又減重可行嗎？

有人認為一邊哺餵母乳一邊減重很傷身，其實若減重方法停留在節食，並未輔以適度運動促進新陳代謝，對產後必須供應乳汁的媽媽來說當然會造成傷害，減重的目的是為了將身體調養至最好的狀態，讓臟腑恢復正常的運作機能，體質變得健康身型，自然會漂亮。

只要不是採取過於激烈的運動、吃藥、斷食等偏激的減重手法，其實合理的減重並不會傷害身體健康。而且，哺餵母乳本身就是減重的好方法，媽媽補充的營養和脂肪會透過乳汁成為寶寶成長的養分，當寶寶一有需求媽媽就大方讓他暢飲，熱量消耗多，自然瘦得快。

產後瘦身五大重要原則

產後瘦身並不困難，只要充分掌握下列五項減重的重要原則，人人都可以輕鬆瘦得健康又漂亮！

❶ 哺餵母乳消耗熱量

為了製造充足的乳汁讓寶寶飲用，媽媽的身體會不斷吸收養分並消耗熱量以製成更多的母乳，根據統計，哺餵母乳每天可增加四百～一千大卡的卜路里消耗，但李主任提醒，餵母乳並非意謂著絕對會瘦下來，關鍵在於餵母乳消耗熱量同時也更容易感到饑餓，但若大喝油膩的燉補湯品或是大吃高油脂、高糖分食物，卻沒有攝取足夠的纖維量，不但可能引發便祕，也會面臨體重無法減輕的窘境。

產後哺餵母乳每天能額外消耗不少熱量，一般來說，每製造一毫升母乳即可消耗〇．六七大卡，若媽媽的泌乳狀況漸入佳境，每天甚至能多消耗五百大卡以上的熱量，主要關鍵仍在於泌乳量多寡。產後哺乳不但有助身材恢復，還能促進子宮收縮及復舊，另外也有研究顯示，哺乳可以降低乳癌和特定型式卵巢癌的罹患率，不管對媽媽和寶寶而言，都有很好的幫助。

❷ 飲食均衡注重營養

瘦身的方法除了運動之外，飲食的控制也非常重要，所謂的飲食控制並非一味限制食量，而是更重視營養是否均衡，並且選擇好的食材、補充優質蛋白質，以魚肉或瘦肉替代傳統常用來燉補的內臟和豬腳，屬於油脂含量豐富的肉類，更要杜絕易發胖的宵夜、零食、甜點，如果真的很餓，可以選擇健康的蔬果、牛奶當作點心。

另外，傳統中國人在產後喜歡喝燉補的湯品養身，因為久煮易使細胞破裂，釋出大量礦物質，應避免額外加鹽，攝取過量的鈉將導致體內水分滯留，使水腫問題無法獲得有效改善，且燉補喝多容易上火，若水分和纖維質攝取不夠，很容易發生便祕的困擾。

我們都知道多喝水可以促進身體代謝，但傳統坐月子的觀念卻認為產後應該滴水不沾，因此產婦如果對飲水有所顧忌，也不妨煮一些黃耆紅棗茶，或者多喝點魚湯、排骨湯、木耳湯，畢竟水分是製造母乳的主要原料，適量補充水分對製造乳汁有所幫助。

以中藥材來說，枸杞、黃耆、紅棗、通草、甘草、澤瀉、浮小麥、王不留行等配方都具有補氣血或發奶的功效，很適合女性在產後服用。至於一般人都認為人參是很補的藥材，事實上人參卻具有退奶的效果，並不建議媽媽食用。

平時也可以多吃蔬果補充維他命C和B群，會讓媽媽比較不容易感到疲倦。如果本身很怕胖，孕期到產後可減少澱粉類的攝取，舉例來說，麵包、蛋糕等澱粉類食物易導致發胖，可偶爾食用卻不宜過量。

新鮮的魚湯含優質的蛋白質與膠質，許多嚐試過的產婦都認為對傷口癒合有幫助，也有許多人認為具有發奶效用，只要媽媽本身對魚類不會過敏，不妨試試多喝魚湯。

❸ 抽空運動健康多多

哺乳期間媽媽往往半夜常要起床餵奶、安撫寶寶，通常睡眠的品質不是很好，而身體也需要一些時間復原，所以產後並不建議進行太過劇烈的運動，過度運動會加重腰痠背痛，造成更大的身體負擔。建議產後可以從簡單的抬腿、伸展操、仰臥起坐、瑜珈等比較溫和的運動開始做起，需要注意的是，仰臥起坐會大量使用腹肌的力量，剖腹產後待傷口復原至少兩個月以上才可進行，且運動務必要量力而為，如有不適則立即停止。

其次，產後也應該多多練習腹式呼吸法——吸氣時肚子凸起，吐氣時肚子內凹，腹式呼吸可以啟動副交感神經幫助放鬆心情，亦可以讓腹部恢復緊實有彈性。其實如果對針灸治療不排斥，在月子期間就可以及早接受針灸治療，對於促進循環有很不錯的效果。另外，針灸和埋線之間的差異在於，埋線屬於效果較佳、療效更持久的針灸，埋針會在穴位埋入外科手術使用的無菌羊腸線，在線體完全被人體吸收前，都具有一定的效果。

凱格爾運動（Kegel Exercise）又稱為「骨盆底肌肉收縮運動」，是每位女性在產後都應該學會的重要運動，畢竟懷孕期間體重大幅增加、肌肉長時間承受胎兒重量，產後難以避免會發生肌肉鬆弛的現象，再加上自然產多少會對產道帶來傷害，陰道鬆弛、尿失禁等問題也常困擾著媽媽。凱格爾運動藉由自主意識控制來收縮肛門、尿道、陰道周遭的肌肉，進一步達到訓練骨盆底肌肉群達到良好的縮放效果，不僅能改善產後尿失禁，也對維持性生活美滿有所助益。

❹ 塑身產品

塑身產品多半屬於貼身的款式，藉著把多餘贅肉緊束起來而營造穠纖合度的身型，但過於緊繃可能會抑制腸子蠕動而產生脹氣，也會影響體內臟器回復原位的速度，媽媽們不應過於倚賴塑身衣的效果，一定要輔以適當的飲食控制和運動，才有機會達到雕塑身型的期望。

畢竟再怎樣強調材質舒適透氣，整日長時間緊貼肌膚仍難免引起濕疹或皮膚搔癢，也可能因為過度摩擦造成黑色素沉澱。

至於過緊的塑身衣會勒住胃部，雖然有的人認為可因此抑制食慾，但頻頻擠壓也有造成胃酸逆流的隱憂。但若是剖腹產後使用的束腹帶，其原理在於藉局部壓力和張力減輕傷口疼痛、防止子宮及其他臟器的下垂，適合在產後一至三個月內使用。

❺ 睡眠充足心情愉悅

產後瘦身和健康息息相關，千萬別心想「接下來還打算生二寶，那先不要減肥好了」，畢竟體重過重易導致荷爾蒙分泌異常，連帶會影響到正常的排卵，而且即便懷孕後罹患妊娠疾病和難產的風險也比常人高，因此「生二寶」絕不能作為產後不減重的藉口。

倘若睡眠狀況不佳，進一步會讓身體感覺疲憊，也會影響荷爾蒙正常分泌，心情自然也愉悅不起來，長期睡眠不足甚至會促進食慾導致體重上升。反之，若平時睡眠充足且保持愉悅心情，整個身體循環會變得很好、乳汁分泌旺盛，也對減重有幫助。若夜間偶有失眠的困擾，不妨可在睡前喝一杯溫熱的牛奶，當中的色胺酸有助放鬆，幫助我們進入夢鄉。

無論是因為何種原因導致夜間睡眠品質不良，累積的疲憊和腰痠背痛反而更容易影響第二天的心情。而且以中醫的觀點來看，夜間是肝腎休息的最佳時機，若此時肝腎經絡未獲得適當的休息回補，隔天一早媽媽又開始繼續哺餵母乳，時間一久將造成「腎虛」現象，影響身體排除水腫的功能。

人體每天至少需要六到八小時的睡眠時間，無論男生或女生，每天皆應在夜間十一點前盡早入睡，因為夜間十一點至凌晨一點正是膽經運行的時間，接下來從凌晨一點至三點則是肝經運行的時間，在這兩個時段讓身體好好休息，對於肝膽進行修復和排毒有所幫助。

遇上停滯期

倘若遇上了減重停滯期，千萬不要因此而灰心，反而更應該回頭檢視使用的減重方式是否正確，再針對問題加以調整作法，一般若只是單純以節食減重，大約在三個月內就會碰上停滯期，因為人體需要一定的基礎代謝率以維持呼吸、心跳等生理運作，若只是一味控制飲食減重，當吃下肚的熱量低於基礎代謝的極限，自然就會遇上停滯期。

提醒大家，如果採用中醫「調體質」的方式減重，服用的藥物會以養肝、保腎、排水、利膽的功效為主，而生活作息、睡眠品質、情緒壓力等也一定要調整得宜，才會有不錯的瘦身效果，讓生理機能就得以恢復良好的運轉。

當然，如果產後減重的進度一直停滯不前，也可以向營養師和開設減重門診的醫師請教，找出體重無法下降的真正原因，對症設法突破減重困境。

減重後復胖

減重後復胖的情形並不少見，其中又以靠節食減重者最容易發生，可說是節食後身體的反彈，甚至往往還會伴隨溜溜球效應——體重從五十五公斤減到五十公斤、體脂肪從25%減到23%，但之後體重反彈回五十五公斤，體脂肪卻一下從23%攀升到30%，換言之，一開始可能因為減去一半脂肪一半肌肉所以體重下降，但之後復胖增加的卻都是脂肪，因此，門診中從患者的體脂肪即可得知平時的飲食習慣，或者常以節食反覆減重。

無論是端午節、中秋節、過年，逢年過節總必須面對來自四面八方的美食誘惑，不少女性總在這時提心吊膽的對體重錙銖必較，與其總是擔心自己復胖、追求短期的數字變化，倒不如建立正確的減重觀念，以可以持續一輩子的方法健康的減重。其實每個人家中除了體重計，也應該要擁有一臺體脂計，因為體重數字雖然不一定有減輕，但體脂肪下降就足以替身型帶來改變。

產後瘦太快

正值生育年齡的女性，若體重增加過多或突然減輕太快，都會因此打亂卵巢荷爾蒙的正常分泌，連帶也會影響月經週期、憂鬱症的發生。瘦得太快也可能是甲狀腺素分泌異常，因此，體重突然的大幅增減都表示背後或許隱藏了其他疾病，絕對不容輕易忽視。

臨床上遇到有減重困難前來求診的患者，又以壓力型肥胖最為常見，患者因為家庭、工作等因素蒙受重大壓力，或許不是真的饑餓卻因為壓力作祟而無法克制食慾，體重也隨之節節攀升。建議女性若在產後遇上了任何育兒困難，都不應自己一人獨自承受壓力，不妨和有育兒經驗的親友多多交流，甚至向心理師或其他專業的管道尋求協助，替壓力找出解決釋放的出口。

許多人以不正確的觀念減重而導致成效不佳，因此考慮進一步透過藥物來加速減重。但產後尤其在哺乳期間絕對不可使用藥物減重，以免藥物被身體吸收，再透過乳汁影響到寶寶健康。而且即便真的有需要靠藥物治療，務必在醫師的診斷下使用合格的減重藥物，切忌隨意購買來路不明的減肥藥，食用後可能傷害肝腎並帶來其他的嚴重副作用。

妥善管理體重對身體健康非常重要，有時孕婦為了讓胎兒快快長大會攝取過量的營養，但寶寶長大了，媽媽身上也多出好幾公斤的體重，建議最好在產後半年內及早恢復孕前體重，絕不可偷懶而不注意體重管理，恢復身型不只對健康有好處，也同時能幫助恢復自信。

「減重在四十歲以前是身材，四十歲以後就是健康。」為了維持健康，減重是大家必須持續一輩子的事，擁有正確的減重觀念與方法，寧可持之以恆的維持身型，也不要反復的發胖再進行減重，祝福每一位媽媽，都可以用最健康的方式輕鬆瘦得漂亮！

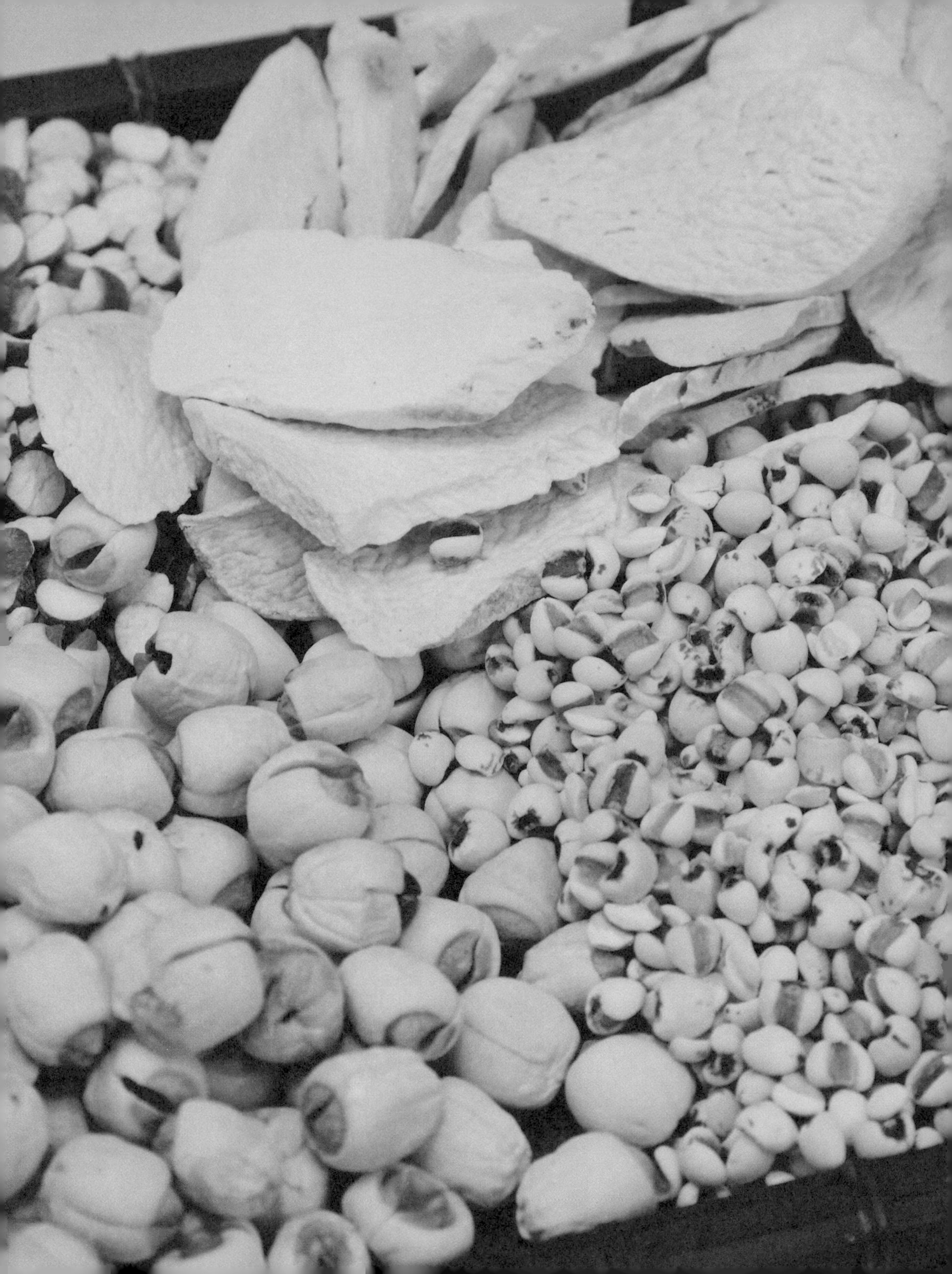

伍 中西醫互用篇

現代人的病情比古人更為複雜。在現代更式各樣西藥的使用下，回歸中醫養生或食補藥補時，是否有相關的宜忌？在看中醫前，是否應該先停止西醫的用藥和治療？「中醫治本、西醫治標」，中西醫合併治療是否能達到更好的療效，並能提升生活品質？

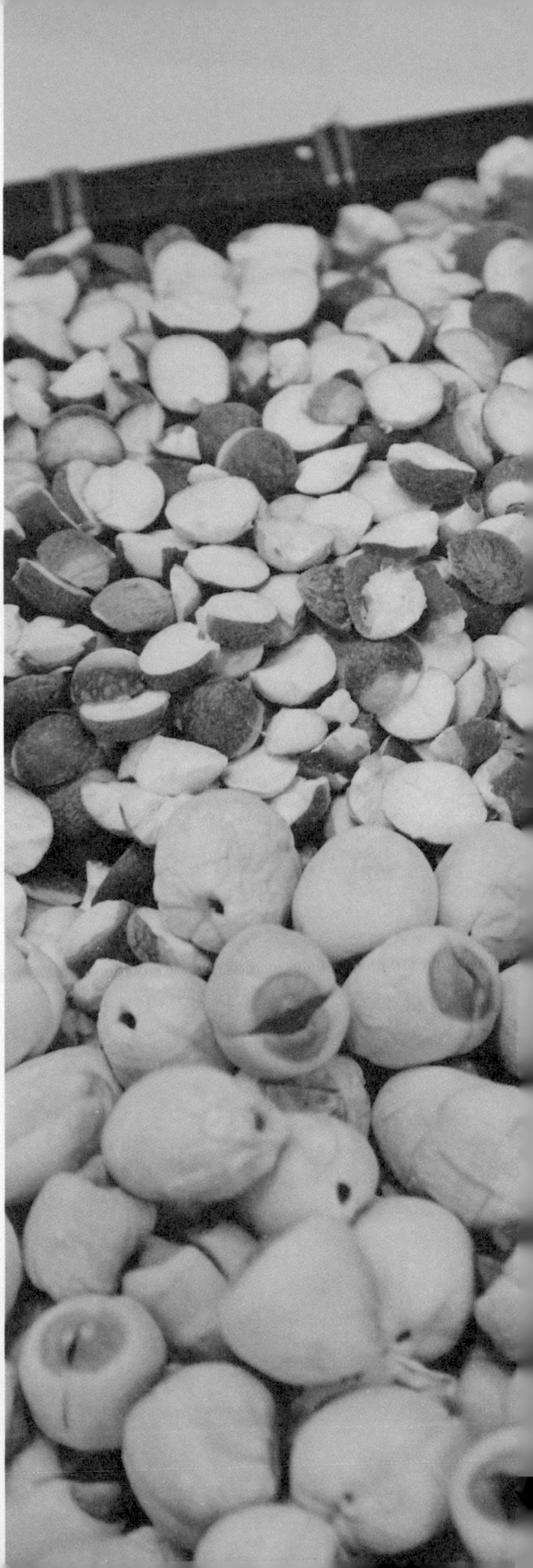

中醫是如何看病的

臺灣民眾很熟悉中醫診所，但是對中醫的門道卻不一定了解。這裡為大家說明最簡單的兩件事情：中醫把脈和中藥。

中醫把脈

把脈有分左右手嗎？

確實是有分別的，之所以會把不一樣的手，是因為我們的左右手，其實各自代表著不同的脈象，也代表著不同的意義。簡單來說，只要了解一個觀念：右手把「氣」，左手把「血」。

中醫師在把脈的時候，是為了要了解人體臟腑的氣血狀態，以及血液流動的情形，以中醫的觀點來說，左手屬陰，而血為陰，所以醫師如果叫病患伸出左手，是為了要測知病患的「血」，至於右手屬陽，而氣為陽，所以醫師若是叫病患伸出右手，則是為了要測知病患的「氣」。

再來，中醫在把脈的時候，有三個主要的位子，分別是「寸脈」、「關脈」、「尺脈」，以中醫的觀點來說，右手的「寸脈」代表的是肺、胸，「關脈」代表的是脾、胃，而「尺脈」代表的則是腎、大腸。至於左手的「寸脈」代表的則是心，「關脈」代表的是肝、膽，「尺脈」代表的則是腎、膀胱，比較特別的是，雖然兩手的尺脈代表的部位都是腎，但是左腎跟右腎所代表的意義也不相同，所以即使是相同的器官，透過不同的手的脈診，也會得到不同的結果，因此，中醫師會分別透過左右手的脈診，判斷出身體不同臟象的情況，再做出正確的結論。

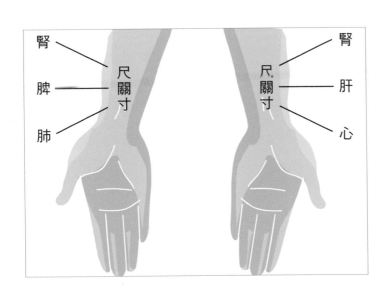

為什麼把脈時要在手下放一個小墊子？

有人會這樣來形容中醫：「三根手指頭、一個小枕頭」，這邊的三根手指頭，指的就是中醫裡面的脈診，而那一個小枕頭，就是去把脈時，底下一定會墊的小墊子。

這個墊子的作用並不是為了病患的舒適度，而是考量到把脈的需要，中醫師在把脈的時候，其實是藉由觸摸手腕處的橈動脈，來判斷病患的身體狀況。而加個小墊子的用意就是讓橈動脈可以比較明顯，其實並不是每個人都有必要，只是對於脈絡比較虛的人，這樣會比較容易把的到脈象。就像我們去抽血的時候，護士也會在手肘下面墊個抽血墊，這也是為了要讓血管比較好找到，是同樣的道理。

中藥安全

服用水煎藥，比科學濃縮粉藥有效？

在古時候的中醫理論中，水煎藥確實被認為比藥粉還有效，但是這個觀念現在已經被顛覆了，因為藥吃進人體內，還會經過分解、代謝，而據研究調查，水煎藥被人體吸收的效率並沒有比藥粉高，所以這兩種的效果其實是一樣好的，只是這個論點有一個很大的前提，就是病患必須要服從醫師的指示，按照正確的方法及劑量服用，如果在錯誤的時間服用，或是吃藥的同時又吃了其他不應該的東西，或是服用的劑量不足夠，那藥效恐怕就真的不如水煎藥了。

要如何挑選中藥材？

首先最重要的就是要了解藥材的產地與新鮮度，因為現在臺灣的中藥，有很多都是不知道來自於哪裡，也不知道生長方式為何，這當然就影響到中藥材的等級及新鮮程度。再來就是重金屬殘留的問題，其實不論是中藥或西藥，重金屬的殘留都是不可避免的，因為原藥材當中的重金屬，是肉眼難以察覺的，但是科學中藥在製作的過程中，會先除去重金屬等不應該有的成分，再去製作成科學中藥，政府在這方面一向把關嚴格，所以安全性確實比生藥材高出許多。

而且現在生藥材的取得並不安全，很多市場、大街上都會有生藥材的攤販，但那些藥材直接曝曬在太陽之下，並且接收了很多的細菌、灰塵，所以後果可想而。再者，很多地下電台、不正統的國術館等，也都會有很多奇怪的偏方，但這些偏方都沒有經過政府認證，安全性有待考驗，因此最好要多加小心。

如果你不是直接從診所拿藥，而是選擇自己抓藥回家熬煮，就要選擇有中藥販賣許可證的的中藥行，如果是科學中藥，則是要選擇有GMP藥廠認證的產品才行。

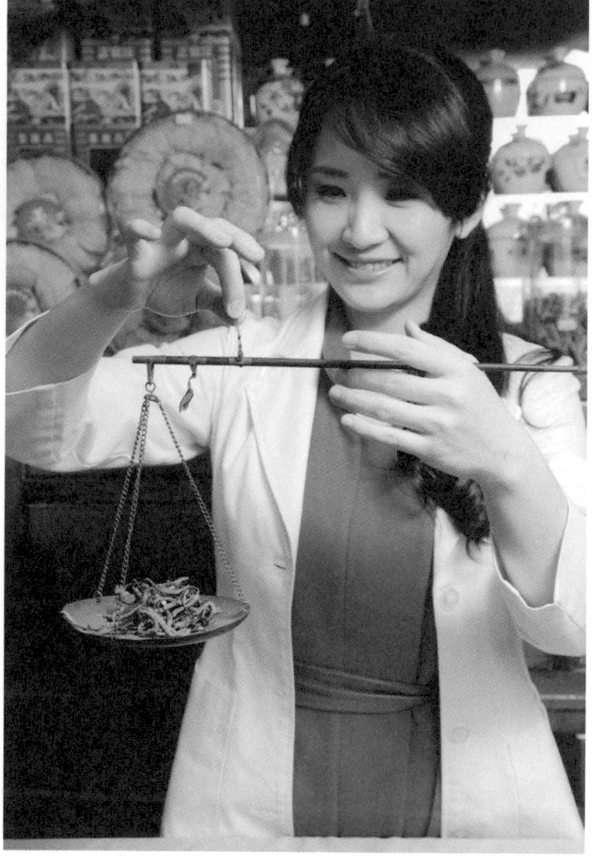

▲ 現在生藥材的取得並不安全，如果要自己抓藥回家熬煮，就要選擇有中藥販賣許可證的的中藥行。

中醫釋疑，認識高貴中藥材

這裡要介紹中醫常用的許多高貴中藥材，告訴讀者該如何挑選，和其中的等級之分。例如最常見的人參，種類就很多。

一、藥材之王：人參

號稱藥材之王的高麗參，其實有三個種類，分別是紅參、白參、太子參，什麼人適合服用哪一種參，其實各自不同。

❶ **紅參**：根據不同的加工法，人參可以分為紅參及白參，將沒有剝皮處理過的新鮮人參蒸熟、乾燥之後所製成的就是紅參，紅參具有補血益氣、抗衰老，以及增強免疫力的作用，還可以用來治療體寒、氣虛症，例如胸悶、心絞痛、心血管、多汗、畏寒、早衰、內分泌失調等疾病。

❷ **白參**：跟紅參不同的是，白參是以四到六年的人參為原料，不經蒸熟直接曬乾而製成，白參具有補氣益脾、清熱的功效，通常被用於氣虛體弱、少食症、倦怠等症狀的治療。

❸ **太子參**：太子參有補氣生津的功效，通常被用於胃陰不足、虛弱疲勞、咳嗽、心悸失眠等症狀的治療，因為他的藥性平穩，比起紅參及白參，有更好的溫補作用，所以適用於所有年齡的人，小孩子也可以服用。

❹ **西洋參**：按照產地來分，西洋參可分為花旗參及加拿大參，具有清熱生津、補氣養陰的功效，因為能夠幫助鎮靜、解疲勞，所以適用於緊張、情緒

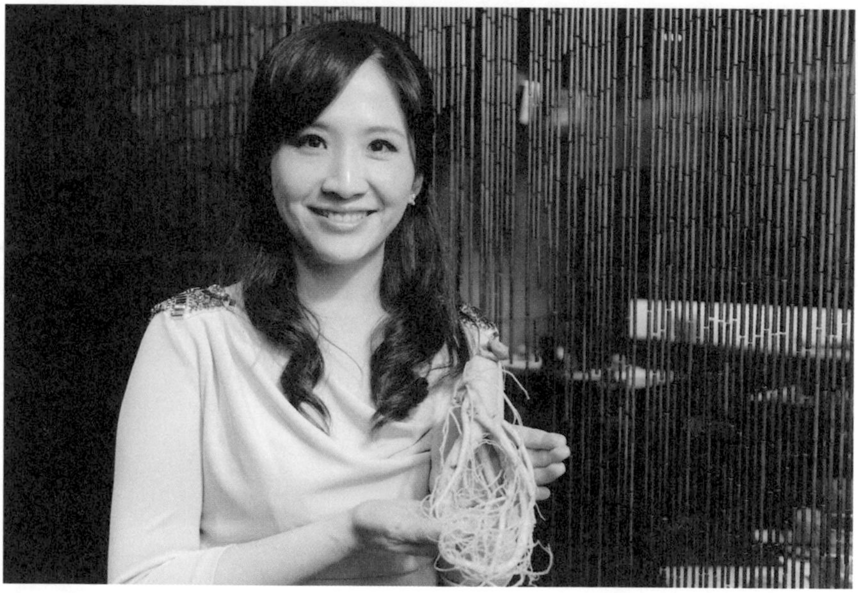

▲ 人參有補氣益脾的功效，通常用於氣虛體弱、少食症、倦怠等症狀。

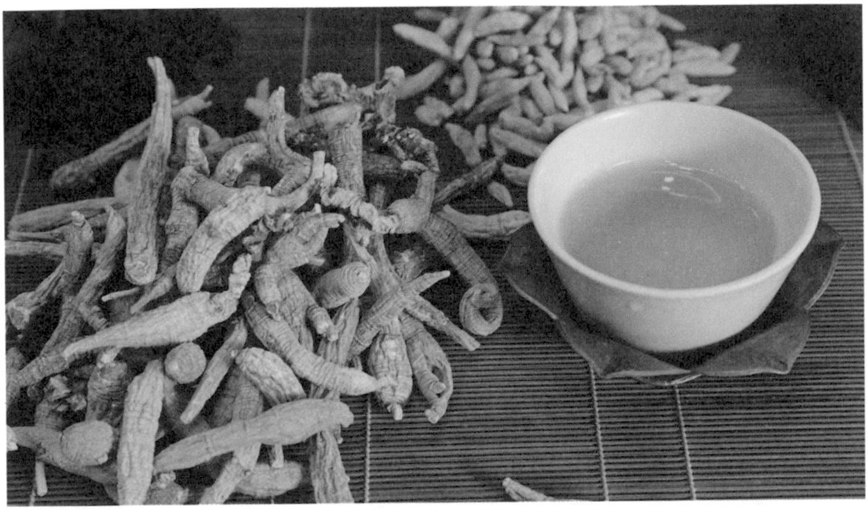

▲ 西洋參可清熱生津、補氣養陰，其中又以花旗參的有效成分與提神效果較好。

煩躁，以及失眠患者，花旗參及加拿大參因為受到產地氣候的影響而有所不同，花旗參的有效成分較高，提神效果也比較好。

❺ **參鬚**：參鬚是指人參的細根，依品種可分為紅參鬚、白參鬚、西洋參鬚三種，參鬚具有益氣生津、止渴的功效，通常被用於咳嗽、胃虛，口渴、噁心等症狀的治療，坊間常見的人參雞湯通常就是使用參鬚，因為屬性偏涼，所以女性在生理期時是不適合服用的，如果是體質較虛弱的人，建議也要聽從專業中醫師的指示服用。

二、燕窩

燕窩自古即為中國的四大補品：參茸燕桂之一。燕窩乃是由燕子分泌出來的唾液，

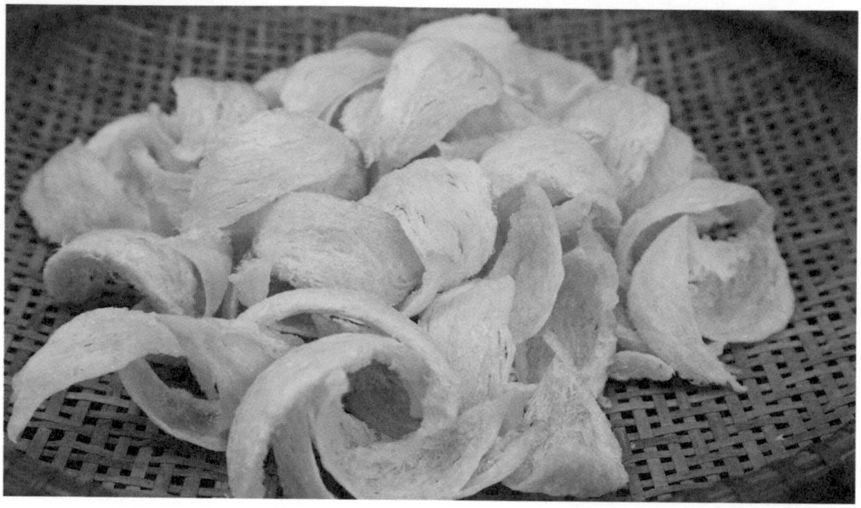

▲ 身為中國四大補品之一的燕窩，據說長期服用可調整體質、開胃潤肺、滋陰降火，更可治虛勞咳嗽等症狀。

再混合如羽毛、草枝等物質所築成的巢穴，其中，又以金絲燕唾液的蛋白質純度和營養價值最高。據說長期服用可以調整體質、開胃潤肺、滋陰降火，更可治虛勞咳嗽等症狀。

但是富含蛋白質、膠原蛋白和胺基酸的燕窩，就營養成分而言，和白木耳沒什麼兩樣，燕窩有效成分的確是比白木耳多，但天天吃白木耳的效果和吃燕窩是一樣的。

體質燥熱者可以每天早上喝一碗白木耳蓮子湯，加一點枸杞和紅棗很不錯；但因為膠質成分的關係，脾胃功能不好可能會脹氣和反胃。

三、阿膠

拜電視劇《甄嬛傳》之賜，「阿膠」似乎成為女性養顏聖品。阿膠其實是中藥材的一種，質地硬脆，是取去毛動物皮與水熬煮而成之琥珀色膠塊，其中又以皮大質厚，含膠率高的驢皮、「東阿鎮」的井水熬製成的「真膠」品質最佳；自《神農本草經》、《藥性辭典》到《本草綱目》中皆有記載，主治出血、血虛眩暈等症狀。據稱長期服用，有助於補血益氣精神爽，也因此早是風靡女性的養顏藥方。

阿膠帶股極淡的甘香，但質地黏膩，脾胃較虛弱的人尤其容易有消化不了的問題；加上現代人普遍體內濕氣較重、又多

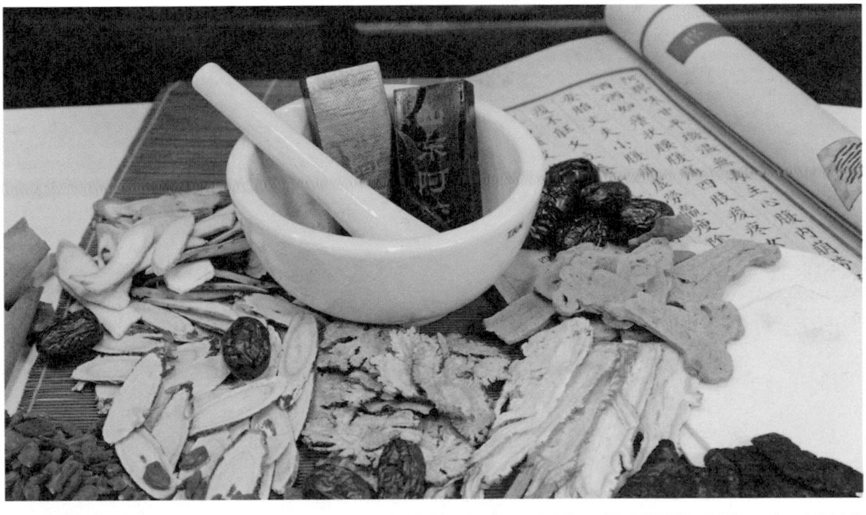

▲ 阿膠有豐富的膠原蛋白和鈣質，可以幫忙安胎、安神。據稱長期服用，有助於補血益氣精神爽，也因此早是風靡女性的養顏藥方。

有喝飲料的習慣，其實容易上火。另外，強調可補血的阿膠，也不建議女性經期時服食，避免過度失血。

阿膠有豐富的膠原蛋白和鈣質，可以幫忙安胎、安神。原則上中藥材裡面有一味芎歸膠艾湯，阿膠安胎的成分主要是其他藥材加起來的效果，單一來吃也是有效，只是沒那麼強。另外，阿膠是用驢皮下去熬製，有豐富的脂肪和蛋白質，高血糖、高血壓和高血脂者不宜多吃。

四、冬蟲夏草

冬蟲夏草也稱蟲草，與人參、鹿茸齊名，價格昂貴，合稱中醫三大傳統補藥。

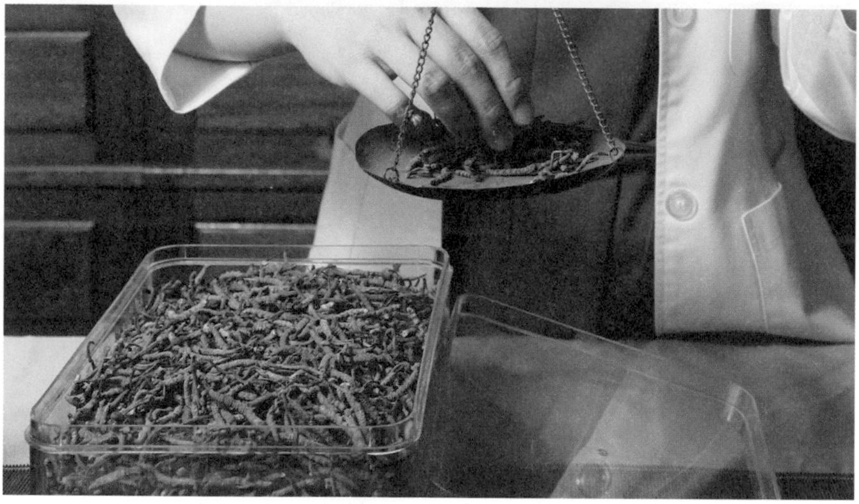

▲ 冬蟲夏草能調節生物體的免疫機能，有效抑制癌細胞繁殖，並活化人體的自然殺手細胞，減少癌病變的發生率。

新編《中藥大辭典》中關於冬蟲夏草有下列之記載「性味：甘平，入肺腎二經，能補虛損，益精氣，止咳化痰，治痰飲喘嗽，虛喘，癆嗽，咳血，血汗盜汗，陽痿遺精，腰膝酸痛，病後久虛不復。」

近代研究顯示，冬蟲夏草能調節生物體的免疫機能，有效抑制癌細胞繁殖，活化人體的自然殺手細胞，減少癌病變的發生率。自古以來，蟲草即被認為有雄性激素類作用，並且有抗雌激素類作用，有調節性功能紊亂恢復到正常的功能。

冬眠後的蟲到夏天會伸出頭，採集者沿著土把整隻蟲體挖出來，如果是真正的冬蟲夏草會看到有四對足，上面要有一個頭才是真的，且只有來自青康藏高原，才可以叫「冬蟲夏草」，不然只能叫「蟲草科」。

品項	功效		適用對象
人參	紅參	補血益氣、抗衰老、增強免疫力	體寒、氣虛症
	白參	補血益氣、清熱	氣虛體弱、少食倦怠
	太子參	補氣生津、適合溫補	胃陰不足、虛弱疲勞，適用所有人
	西洋參	清熱生津、補氣養陰、鎮靜解疲勞	緊張、煩躁、失眠者
	參鬚	益氣生津、止咳	咳嗽、胃虛、噁心。（屬性偏涼，生理期不適用）
燕窩	調整體質、開胃潤肺、滋陰降火、虛勞咳嗽。富含蛋白質、膠原蛋白（白木耳也有同等成份）。		體質燥熱者（脾胃差者應避免）
阿膠	富含膠原蛋白與鈣質，可安胎、安神、補血益氣。		女性養顏（脾胃虛弱者可能消化不良，經期忌服用，三高者不宜多吃。）
冬蟲夏草	補虛損、益精氣、止咳化痰、抗癌、調節內分泌。		

免疫力下降，如何改善

免疫力低會導致甚麼後果？

免疫力是人體的防禦機制，就好像身體的盾牌一樣，一旦遭到破壞，就會讓敵人，也就是病毒跟細菌侵入人體，想當然人就會變得比較容易感冒、生病，也會變得比較容易受到疾病的感染，本來只是輕微的小病症，也可能會因此而加重病情。

以中醫的觀點來看，免疫力的高低，可以反映出人體五臟六腑的健康與否，免疫力就好像人體的「正氣」，只要正氣足夠，就能抵擋百病，反之缺乏正氣，就容易受到疾病干擾。尤其現代人的生活方式逐漸改變，很多人都缺乏運動、愛吃垃圾食物、又每天熬夜，這樣等於是把免疫力趕出身體的行為，所以建議大家千萬不要這麼做。

怎麼知道我的免疫力是高或低？

要如何知道自己的免疫力是高或低呢？其實很簡單，人家總是說，自己的身體狀況只有自己最清楚，也許症狀不明顯，需要比較細心才能注意到，但只要對身體健康多一點關心，想必不會太困難，如果出現了下列症狀，就表示免疫力正在下降，身體在向你抗議了。

- □ 身體變得虛弱，經常容易感到疲勞。
- □ 只要有一點點的壓力，腸胃就會出問題。
- □ 以前明明身強體壯，現在卻動不動就感冒。
- □ 臉色常常變得蒼白，皮膚也變得比較乾燥。
- □ 變得很會掉頭髮，指甲也很容易斷裂。

如果身體出現這些症狀，最好就要多加注意，但這些都只是輕微的，如果有更嚴重的異常現象，就要立即就醫診治。

睡眠如何幫助免疫力提升？

俗諺說：「藥補不如食補，食補不如覺補。」我認為這個觀念是正確的，但並不是說睡越多，身體就會越健康，而是說睡眠習慣及品質越好，就表示身體越健康，反之睡眠品質差，或是睡眠不足，就容易讓人體的免疫力下降，進而讓病毒跟細菌有機可趁，很多人為了健康，通常都只會注意到運動及飲食，卻忽略的睡眠對健康也有非常重要的影響。

簡單來說，睡眠可以幫助消除疲勞，可以讓疲乏的身體休息，所以若是沒辦法好好地睡覺，人當然就沒辦法卸下身上的重擔，免疫力也就會隨之降低，所以才會有人說，失眠及壓力是免疫力最大的敵人。

如果想要改善失眠問題，首先要找出造成失眠的主因，以中醫的觀點來看，失眠可以分成以下四種類型：「肝鬱化火」、「氣血虛弱」、「陰虛火旺」、「胃氣失和」，建議有失眠問題的人，先找個專業的中醫師，判斷自己是屬於哪種類型，接著再進行適合的治療方式。

另外，針灸療法對於失眠症也有相當好的療效，例如神門穴（頁121）、內關穴（頁

133）、交感穴等，都能夠幫助改善睡眠品質，最好不要依賴安眠藥，否則會有副作用，除此之外，最重要的是要改善生活惡習，不要太晚睡，不要抽菸、喝酒，咖啡因不要攝取太多，飲食要清淡一點，也不要給自己太多的壓力，這樣就會比較好入睡。

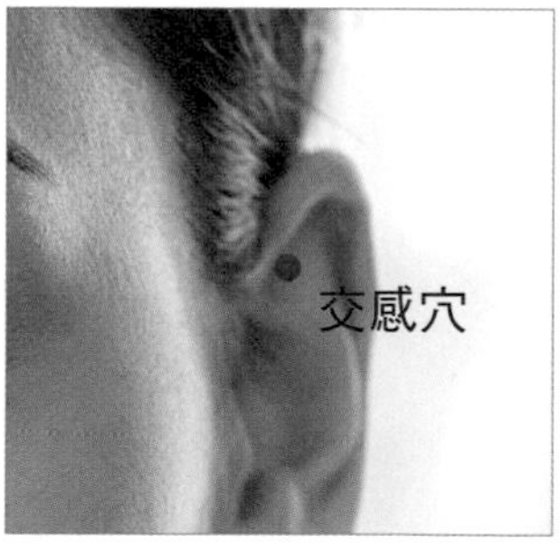

魚油會提升免疫力？

曾經有報導指出，多吃魚油可以提升人體的免疫力，基本上，服用魚油可以預防心血管疾病，但平常直接食用鮮魚，效果會來得更好，如果沒辦法每天吃魚，那麼可以選擇符合標準檢驗合格的魚油，一天一顆。

魚油是經常被使用的營養補充品，它有免疫調節作用，現在經常被應用於各種自體免疫疾病上，例如多發性硬化症、風濕性關節炎、過敏症等，雖然可以幫助提升免疫力，但是過量絕對不是好事，有醫師認為魚油若是攝取過量，反而會讓免疫力下降，或使體內累積過多魚體毒素戴奧辛含量；根據臨床案例指出，氣喘患者若是攝取過多的魚油，反而會加重病情，所以千萬不要吃太多。尤其有些人並不適合攝取魚油，例如心臟病跟糖尿病患者，所以最好要先尋求專業的醫師，判斷自己適不適合魚油才好。

牛樟芝會提升免疫力？

服用牛樟芝能夠提升肝臟功能，消除身體疲勞，也具有清熱解毒，也就是抗氧化及抗發炎的功效，但是不是能夠提升免疫力呢？

我認為適量的服用或許可以，過量可就不好了。如果長期服用牛樟芝，會讓體內的自由基減少非常多，但目前醫界對於牛樟芝保肝、抗氧化、抗發炎、抗過敏、降血壓、降血脂、降血糖的作用機轉仍不明確，而且以中醫的觀點來看，牛樟芝屬性偏寒，如果服用過量，就會讓體質變虛弱，可能會導致手腳冰冷、經期不順；另外，還曾經出現過一些案例在服用牛樟芝後，出現了胃痛、脹氣、痙攣等現象，所以在服用之前，最好要先尋求專業的醫師，判斷自己適不適合牛樟芝才好。

雞精會提升免疫力？

雞精本來就是一種營養食補，可以促進新陳代謝、血液循環，也能夠幫助提神，改善體質，所以當然可以提升免疫力，而且雞精當中可以添加靈芝、冬蟲夏草、熟地、紅棗、枸杞、人參、當歸、白芍等藥材，都是能夠提升免疫力的藥材，加上雞精的蛋白質、礦物質、維生素等物質，也都能增強身體的免疫力，但是雞精屬於高熱量的食品，所以即使對身體有益，切忌過量。體質過於燥熱及兩歲以下的幼兒也不宜飲用。

治療免疫病常用的中藥

以中醫的觀點來看，免疫力下降屬虛症，常以補益類藥材來調補，例如人參、冬蟲夏草、當歸、黨參、白朮、靈芝、茯苓、甘草、柴胡、麥冬、生地、大黃等藥材，能夠提高細胞活性，增強身體的免疫力，經常被中醫師使用。而枸杞、何首烏、桑椹、當歸、地黃、鹿茸等藥材，則是能夠補血，增加白血球的數目，以增強抵抗疾病的能力。其他還有一些複方中藥，例如四物湯、麻杏石甘湯、補中益氣湯等，也能夠幫助調節免疫力。

補充綜合維他命，不如針對缺少的重點，補充單劑維他命？

維他命能夠保護細胞，增加白血球的活性，並幫助提升免疫力，但是進補千萬別過量，補充維他命也是一樣。如果針對缺少的部分，一一去補充單劑維他命，恐有單劑維他命過量甚至中毒的危險，反而對身體造成極大的負擔，所以維他命的補充還是以輔助的角色比較好，而且劑量不要太高。

如果想要針對缺少的部分做補充，建議還是直接從食物中補充會比較好，像是葡萄、番茄、柑橘、草莓、紅蘿蔔、菠菜、花椰菜等，都是很好的食物。

全家人都適合的補湯：四神湯、四君子湯

正統的四神湯藥材包括芡實、蓮子、山藥，以及茯苓，當中其實是沒有薏仁的，而市面上的四神湯，為了要降低中藥味，讓一般人都能夠接受，也為了要減少成本，所以通常都會加入薏仁這個食材，因此嚴格說來，市面上所賣的四神湯，應該要稱為五神湯喔！

四神湯裡的藥材

❶ **芡實**：芡實又名「雞頭子」，具有顧脾腎、益精去濕等功效，因為它有著相當好的健脾功效，所以很適合當作入秋時的進補，剛從炎熱的夏天轉入微涼的初秋時，脾胃功能還比較 脆弱，如果來一碗芡實粥，不僅能夠健脾益胃，還能夠補充營養，等到腸胃的狀況調整良好之後，再吃比較滋養的補品，就會有更好的效果。除此之外，芡實也經常被用於頻尿、白帶、夢遺、腰痠背痛等問題的治療，但因為芡實有很強的收澀作用，所以不適合

產後婦女及有便祕煩惱的人食用。

❷ **蓮子**：蓮子是一個富含營養的食材，具有益脾胃、清血安神、散瘀等功效，經常被用於失眠、心悸、遺精、月經過多、白帶、脾胃虛弱等症狀的治療，但如果本身有消化不良的問題，恐怕就不適合食用蓮子。

❸ **山藥**：山藥又名淮山，其性平涼潤、味甘無毒，具有健脾胃、補肺腎的功效，經常被用於疲勞、咳嗽、祛痰、遺精、白帶、頻尿等問題的治療，而且山藥含有豐富的纖維質，食用後會帶來飽足感，卻又不會對身體帶來負擔，是一種高營養低熱量的食材，所以在意身材的人大可不必擔心。

❹ **茯苓**：茯苓甘溫益脾，具有利水滲濕、健脾安神的功效，經常被用於驚悸、心下結痛、口乾舌燥、心情煩躁、遺精、水腫等問題的治療，另外，因為茯苓具有良好的養氣安神作用，所以也常被用於安胎。

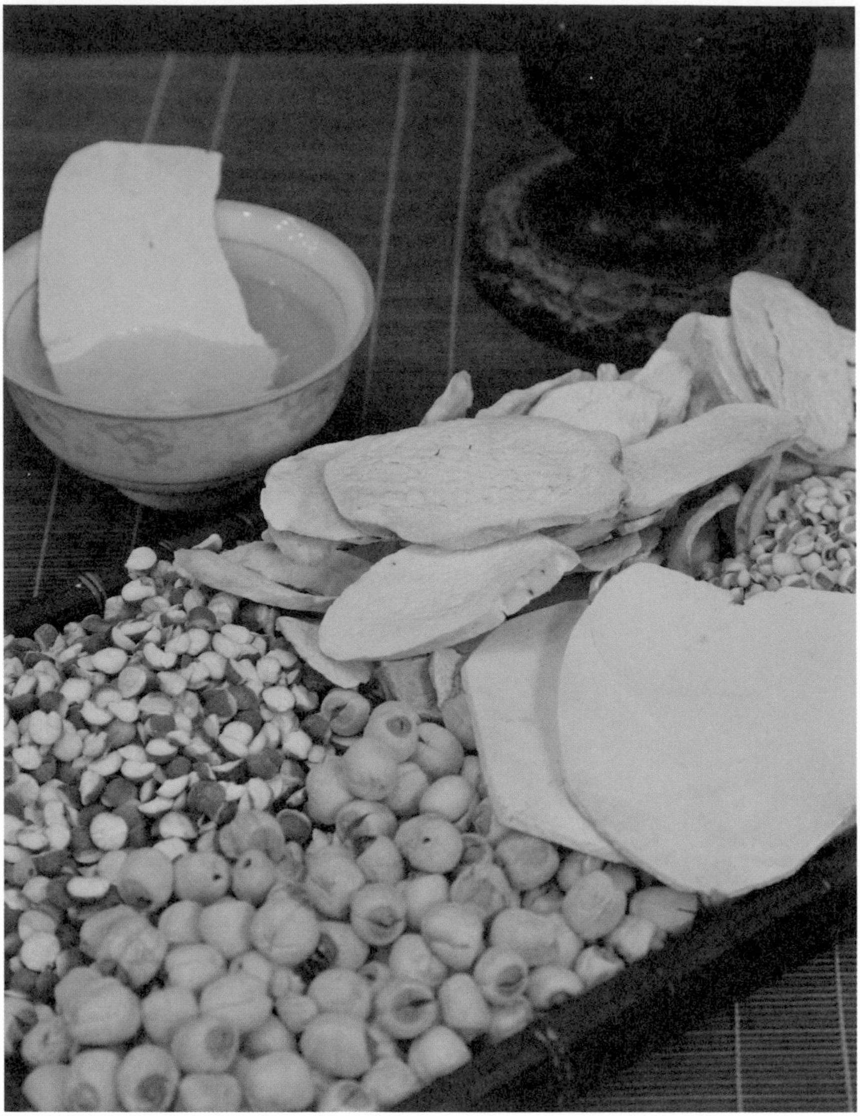

▲ 正統的四神湯藥材包括芡實、蓮子、山藥，以及茯苓，當中是沒有薏仁的，但為了降低中藥味和減少成本，通常都會加入薏仁這個食材。

四君子湯

四君子湯是健脾益氣的基礎方劑，所需要的中藥材有人參、甘草、白朮、茯苓，有很多補氣藥方，例如十全大補湯、八珍湯、參苓白朮散等，都是由四君子湯衍伸而出的。

服用四君子湯可以提升人體的免疫力，也可以增強消化、吸收功能，以中醫的角度來看，很適合氣虛體弱的人服用，如果經常有臉色發白、缺乏食慾、倦怠無力、舌苔偏白等問題的人，不妨可以試試看；在現代醫學的應用上，則是經常用於胃下垂、十二指腸潰瘍、慢性腸胃炎、糖尿病、夜尿、遺尿等症狀的治療。但如果是有外感的病患，或是身體沒有虛弱症狀的人，則是不適合服用四君子湯，建議在服用之前，都要先問過專業的中醫師，詢問是否合適。

四君子湯的中藥材有人參、甘草、白朮、茯苓，如果再加入陳皮及半夏，就會變成六君子湯，六君子湯的主要功效為健脾養氣、利濕化痰。六君子湯及四君子湯都有健脾益氣的功效，服用四君子湯可以增強人體的免疫力，而六君子湯則是可以改善腸胃、免疫系統，以及肺功能。

❶ **陳皮**：以中醫的角度來看，陳皮性辛苦溫，歸脾肺經，具有健脾理氣、利濕化痰等功效，經常被用於腹部絞痛、噁心想吐、腹瀉等症狀的治療，像是平胃散、異功散、二陳湯等藥方，都可以看到陳皮的影子。

❷ **半夏**：以中醫的角度來看，半夏性辛溫，歸脾胃肺經，是一種有毒的中藥材，具有利濕化痰、消痞散結等功效，經常被用於噁心、嘔吐、心絞痛等症狀的治療，像是二陳湯、化痰通竅湯等藥方，都可以看到半夏的影子，半夏也可以外用來達到消腫止痛的功效。

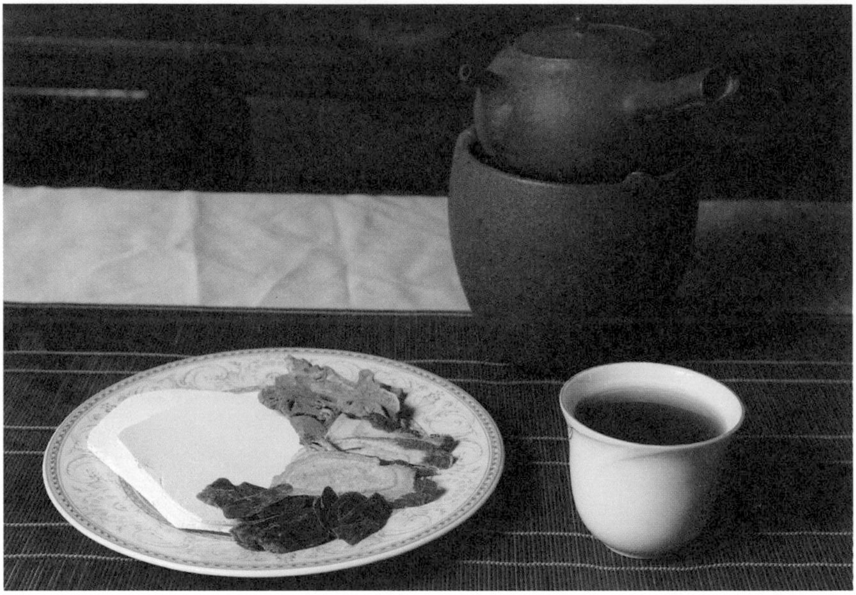

▲ 四君子湯是健脾益氣的基礎方劑，可以提升人體的免疫力、增強消化及吸收功能，所需要的藥材有人參、甘草、白朮、茯苓。

❸ **甘草**：炙甘草跟生甘草其實都是來自同一種中藥材，只是製作方法不一樣，炙甘草是經過炮製後才入藥，而生甘草則是曬乾後即可入藥。生甘草具有健脾益氣、清熱解毒、止咳祛痰，以及止痛等功效，經常被用於脾胃虛弱、疲累、心悸、咳嗽、四肢疼痛等問題的治療，也常被用來緩解藥物的毒性；而炙甘草因為是生甘草經過加工後的成品，所以同樣具有健脾益胃、養氣滋陰等功效，同樣用於脾胃虛弱、疲累、心悸等問題的治療，跟甘草相同的是，炙甘草也可用來緩解藥物的毒性，但是有一點不同的地方是，生甘草多用在感冒症狀的治療，而炙甘草則多用於氣血不足的改善。

❹ **白朮**：白朮性苦甘溫，歸脾胃經，具有健脾益氣、利水去濕等功效，不僅可以幫助止汗，還是一種很好的安胎藥材。白朮經常會搭配人參、茯苓、乾薑一起食用，以達到益氣健脾、溫中補胃的作用；白朮還有利水的功效，所以也經常會搭配茯苓及桂枝，製成苓桂朮甘湯來改善水腫問題；白朮還有止汗的作用，經常會搭配黃耆、浮小麥一起食用。

在現代醫學的應用上，白朮也經常用來緩解十二指腸潰瘍、胃炎、肺氣腫、害喜、慢性支氣管炎、腹瀉、腸炎、胃下垂等症狀。

腸胃疾病與內臟保養

身體的健康與否與健全的肝膽腸胃系統息息相關，各種胃腸疾病不外乎是現代科技時代的文明病，由於腸胃是人體體內營養補充的消化管道，也是體內免疫能力形成的重要部位，如果因為本身內在因素或外界因素的影響，導致身體氣機紊亂，進一步引起臟腑陰陽失調，身體容易因此而百病叢生。因此如何擁有強健的腸胃機能，進而提升身體的免疫力，自然能減少疾病的發生。中醫學非常注重人體的養生保健，認為所有的疾病皆須搭配相關的生活作息配合，才能從根本治療，甚至非常推崇「上工治未病，不治已病。」

《素問．四氣調神大論》云：「夫病已成而後藥之，亂已成而後治之，譬猶渴而穿井，鬥而鑄錐，不亦晚乎。」所以中醫保健養生治病的優勢，便是有病治病，無病強身，當然養生的觀念及方式需因人而異，才能達到治未病的效果。

十二指腸潰瘍？

以中醫的角度來看，若是體質偏寒或偏熱，就比較容易引發十二指腸潰瘍，體質屬寒的人，胃口會比一般人差，總是吃一點點就飽，而且不容易消化，一旦吃太飽，就容易肚子痛，當這些問題不停地刺激腸胃道，就容易引發十二指腸潰瘍，建議這類患者要懂得做溫補，另外，吃飯的速度不要太快。而體質偏熱的人，則是因為身體會分泌較多的胃酸，所以經常容易感到肌餓，一旦肌餓肚子就會脹痛，導致胃酸逆流，進而引發十二指腸潰瘍，建議這類患者可以多吃一些幫助消化的中藥材，例如山楂、陳皮等。

除了體質問題，精神狀況也是十二指腸潰瘍發病的要因之一，現代人總是有各式各樣的壓力，如果不懂得抒發情緒，讓壓力累積，就會對身體造成傷害，例如因為心情不佳而沒有食慾，或是因為壓力太大而大吃大喝，這樣都容易影響到消化功能，進而引發十二指腸潰瘍，所以建議大家盡可能要懂得維持情緒的穩定，讓心情保持愉快。

另外，有一些穴位可以幫助緩解十二指腸潰瘍的不舒適，例如可以幫助止痛消脹，也能增進食慾的中脘穴（頁048），還有被稱為肚腹救星的足三里穴（頁143），其他還有經常被用來治療胃痛的內關穴（頁133）、陽陵泉穴等，不妨都可以試著按壓，就能夠幫助舒緩不適的症狀。

肝膽相照：膽結石還會有什麼樣的健康問題？

膽結石真的不能疏忽，除了難以發覺之外，如果沒有及時治療，甚至有可能會引發其他相關的疾病，首先，有一句成語叫「肝膽相照」，這兩個器官總是被放在一起，當然是因為他們是相通的，如果膽有問題，那麼最好連肝也要一起檢查。

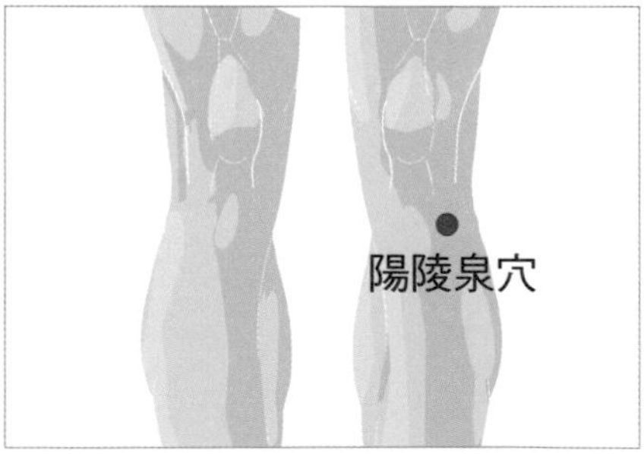

中醫很常提到「肝膽鬱結」，這種類型的患者，通常都有情緒管理上的問題，中醫學認為，之所以會有肝膽鬱結，是因為經絡不順，如果置之不管，久而久之會影響到荷爾蒙的分泌，一旦內分泌失調，整個身體的機能就會被打亂，對於這類患者，中醫一般會以疏肝理氣的方式來治療。

另外，有膽結石或是其他相關疾病的人，通常也容易患有代謝方面的問題，例如高膽固醇、高血脂等，如果還喜歡吃高熱量油炸食物，罹患膽囊癌的機率也會比一般人高，所以有這方面問題的人，建議要立刻請教專業的中醫師，不要耽誤了病情。

❶膽結石為什麼容易被忽略？

膽結石之所以容易被忽略，是因為它的症狀表現很輕微，尤其在早期幾乎是沒有明顯症狀的，通常會出現肩膀痠痛的情形，但大多數人都不以為意，畢竟筋骨痠痛也不是件奇怪的事，所以一開始總是會疏忽，有些人的症狀較為明顯，會有腹痛、噁心的情形，但這些症狀跟胃病或肝炎很像，有時吃了胃藥就能緩解，所以也容易因此而延誤病情，建議大家只要身體有些許的不適，最好就要多加小心，就算症狀很輕微，但如果持續了好一陣子，最好就要立即就醫診治，以免耽誤治療。

❷什麼樣的食材可保養兼預防？

根據研究顯示，三酸甘油脂過高的人比較容易罹患膽結石，所以飲食方面最好要清淡一點，但千萬不要節食，這反而容易會加速膽結石的惡化，吃飯時間也要維持一定的規律，只要把握一個簡單的原則：低鹽、少油、定時定量、高纖維，這樣就能杜絕高血脂、高膽固醇，也能夠降低罹患膽結石的機率。

預防膽結石的茶飲

❶ 甘麥大棗湯：使用藥材為浮小麥、甘草、紅棗。

❷ 茵陳玉米鬚湯：使用藥材為玉米鬚、蒲公英、茵陳。

要特別提醒大家的是，千萬別相信坊間流傳的化石飲料，那不僅沒有效，反而還可能會引發膽囊炎。

胰臟炎：酗酒者好發

胰臟炎最常見的症狀就是上腹部疼痛，這種疼痛是強烈且持續性的，而且經常會伴有噁心、嘔吐等情形。胰臟炎也是千萬不能輕忽的，有人可能痛個一、二天，之後就突然獲得緩解，因此不會想太多，但疼痛感消失不代表痊癒，曾經有病患因為延誤治療，卻導致多發性器官衰竭，這樣的問題是可能會造成死亡的。

胰臟炎並沒有明確的病因，據臨床顯示，酗酒、曾罹患膽結石、三酸甘油脂過高、肺結核、自體免疫性疾病等，有這些問題的人，罹患胰臟炎的機率會比一般人來的高，但不管有沒有上述症狀，如果你的腹部感到強烈的疼痛，而且是持續性的疼痛，最好就要立即就醫診治。

接下來要跟大家介紹能夠幫助預防胰臟炎的飲食方法，建議平時要多選擇瘦肉吃，其中雞肉跟魚肉對身體會比較好，也可以多吃芝麻及堅果類的食物，容易脹氣的食物則是要盡量避免，例如汽水、洋蔥。另外，以中醫的觀點來看，可以服用中醫藥材裡面的龍膽草，以及柴胡茶，都能夠幫助預防胰臟炎。

按摩治百病

按摩原為中醫學醫療方法之一，今日演變成讓人趨之若鶩的休閒活動。按摩有什麼神奇效果，讓人一按上癮？

有越來越多人喜歡在疲勞的時候去馬一節，不論是工作太累，出去玩消耗太多體力，或是有哪裡感到疼痛，可能都會先到自己習慣的按摩師那兒報到。

其實按摩在中醫學中，是很久之前就被運用於治療疾病的方法之一，跟口服藥或是手術不一樣的是，按摩是根據中醫理論中氣、血、經絡、臟腑等概念，進行辯證論治，雖然是作用於身體的某些部位，卻是透過經絡滲透到體內，以達到治療的功效。

現代人或許還不了解按摩的神奇效果，但確實能透過按摩達到舒緩的作用，這是因為人體有各式各樣的穴道，而每個穴道都有著不同的代表意義，依據每個人的狀況不同，專

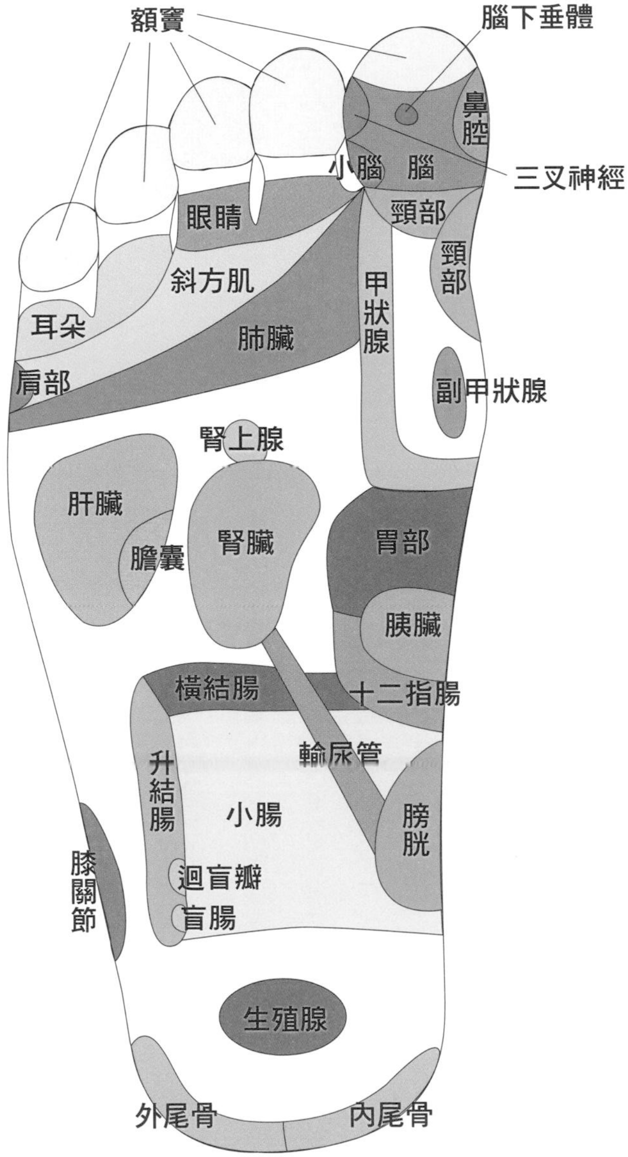
額竇
腦下垂體
鼻腔
小腦
腦
三叉神經
眼睛
頸部
頸部
斜方肌
甲狀腺
耳朵
肺臟
肩部
副甲狀腺
腎上腺
肝臟
腎臟
膽囊
胃部
胰臟
橫結腸
十二指腸
輸尿管
升結腸
小腸
膀胱
膝關節
迴盲瓣
盲腸
生殖腺
外尾骨
內尾骨

業的按摩師會去加強不同的穴道，像是現在非常普遍的腳底按摩，小小的一個腳底，卻有著非常多穴道，而且人體的各器官及肺腑，在腳底都有反射區，只要加以刺激，就能調節身體的平衡，恢復器官的正常作用。

對於按摩，中西醫觀點怎麼看？

以中醫的觀點來看，按摩是一種治療疾病的方法，早在秦朝就有記載，名醫華陀運用按摩來治療許多疾病。中醫認為透過按摩可以達到預防疾病、治療疾病，還有保健身體、養生、延長壽命的作用，經過按摩師的手法及力道，作用於體表，藉由穴道產生熱氣滲透到體內的經絡，就可以達到活血化瘀、平衡氣血、消腫止痛、溫經祛寒、除風濕等目的，以中醫的觀點來看，只要正確的運用按摩，絕對是有助於全身氣血的流暢及器官的運作。

而以西醫的觀點來看，按摩之所以會有治療疾病的功效，是因為當透過按摩作用於體表，可以對體內的組織產生刺激，像是毛囊、血管、神經等，當按摩透過皮膚、肌肉等滲透到體內的組織，就能夠達到調節神經的作用，也因此可以產生物理變化，進而讓身體機制恢復正常，達到改善體況、治療疾病的功效。

按摩分為哪些等級？分級的標準為何？

坊間的按摩依其功能不同，其實還有以下三種不同的級別，並不是每一種都有醫療功效，或有醫師把關，所以在選擇時應多加參考。

❶ **休閒按摩**：主管機關為勞委會。休閒按摩並沒有治療疾病的功效，而是透過按摩，讓人放鬆心情、舒緩壓力，例如嬰兒按摩、足反射按摩、夫妻親密按摩、美容SPA按摩、寵物按摩等，都是屬於這一類型。

❷ **理療按摩**：主管機關為勞委會。理療按摩是指運用按摩師的技巧，或是利用其他工具，讓患者能夠減緩疼痛，達到保健身體的功效，例如運動按摩、瑞典式按摩、泰式按摩、穴道按摩等，都是屬於這一類型。

❸ **醫療按摩**：主管機關為衛生福利部。醫療按摩是對有特定疾病的患者，而選擇特定的按摩方式，這種按摩手法具有治療的功效，例如中醫傷科治療的推拿、或是西醫物理治療的淋巴按摩等，都是屬於這一類型，簡單來說，只要是需要配合醫師診治，具有治療功效的按摩，都是屬於醫療按摩。

人體哪些部位是按摩的禁區？

常見媒體報導，有人去坊間做了精油按摩，因為按摩後頸部施力過猛，反而造成中風、甚至半身不遂的案件。如果是神經跟血管比較密集的地方，最好就不要過度施力，並不是不能按，而是不能亂按，例如後頸部、手肘內外側、膝蓋外側、腰椎、腳掌等部位，在按摩時都要格外地小心。

其中後頸部更是要特別地脆弱，有許多重要神經和血管通過，若是按摩不當，嚴重時可能會傷及大腦，造成腦神經的傷害，而其他部位若是不小心，也可能會導致骨折，甚至會變得無法走路。

哪些人才需要醫療級以上的按摩？哪些人不可以進行醫療級按摩？

雖說按摩的好處多多，但如果碰到不恰當的按摩師，則可能有致命的危險，據調查顯示，有非常多因為不當按摩而導致的傷害案例，如果不想成為受害者，可千萬要找個正規的機構進行按摩。

人體按摩停看聽，不可不小心的六大禁區！

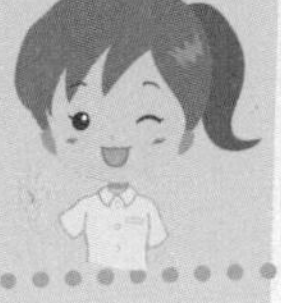

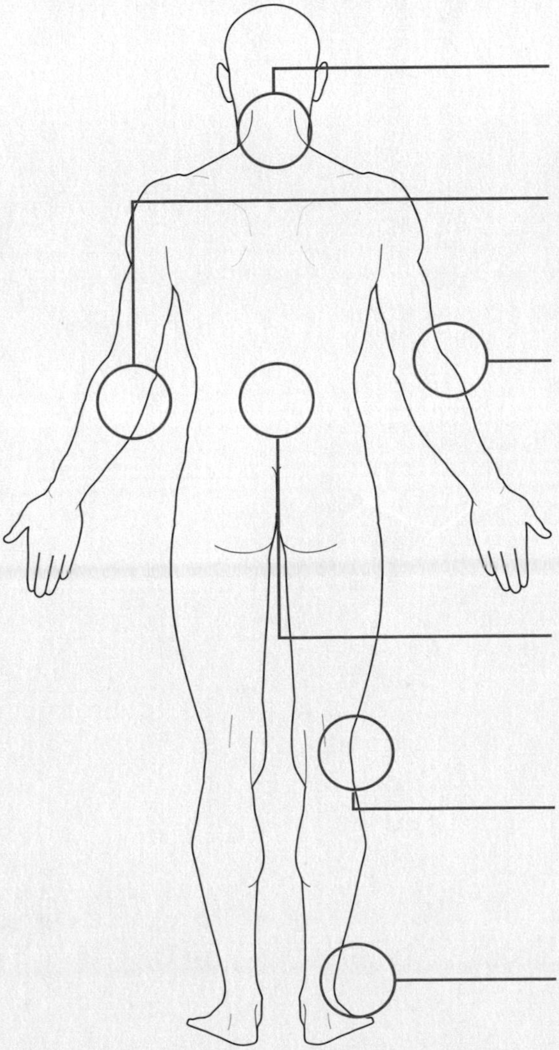

禁區一：後頸部

頸部血管、神經多，千萬不可按摩。

禁區二：手肘內側

手肘內側神經如果受傷，手臂容易痠麻。

禁區三：手肘外側

手肘外側的尺神經如果受損，手指會彎不起來。

禁區四：腰椎

骨質疏鬆的病患，腰椎千萬不可接受腳踩按摩，以免骨折。

禁區五：膝蓋外側

膝蓋外側的腓神經一旦受損，腳板會翹不起來。

禁區五：大腳趾下緣

位於大腳趾下緣的足弓神經若是受傷，腳掌會沒有感覺。

雖然按摩主要是針對頸椎方面的不舒適，但並不是所有人都適合按摩，如果是患有脊髓型頸椎病的人，就不建議進行按摩，因為如果按摩不當，讓脊髓受到壓迫，可能就會造成更嚴重的傷害，我曾經聽說過有人因為不當的踩背，而導致癱瘓，所以希望大家多加小心。而若是有骨質疏鬆症的老年人，也不建議進行按摩，否則可能會導致骨折。

除了有上述問題的人，如果是凝血功能不佳、或是正在服用抗凝血劑的患者，要小心可能會因為按摩不當，而導致微血管破裂。若是有內臟、腦部，或是其他部位出血，也請不要進行按摩。

而若是心臟功能較脆弱的患者，例如心臟病、心絞痛等症狀，若是按摩不當，也可能會因為刺激而引起心肌梗塞。

中醫傷科治療中的理筋手法，能做到多深層的治療？

理筋手法最大的優點就是內外通治、快速見效，透過理筋手法，可以讓經脈的循環系統恢復正常，不僅外科或是內科，都能透過理筋手法達到治療功效。

理筋手法之所以有效，是因為透過物理性的調理，直接作用於肌肉組織，讓氣血能夠變得順暢，而肌肉組織受到的壓迫也能獲得緩解，如此一來身體的機制就能恢復正常。

根據臨床顯示，很多接受理筋手法的患者，都能改善不佳的睡眠品質，舒緩極大的壓力，也能夠促進代謝，增進食慾。透過理筋手法，甚至還能夠治療一些疾病，例如腹瀉、過敏、氣喘、胃炎、十二指腸潰瘍、神經方面的疾病等症狀。

藥物與食物如何搭配

1min 重點

這樣搭配服用要小心！

【蜂蜜】+【蔥】=過敏

【蜂蜜】+【豆腐】=消化不良

【柿子】+【地瓜】=消化不良

【柿子】+【海鮮】=消化不良

【螃蟹】+【冰品】=體寒

【螃蟹】+【瓜類】=體寒

【螃蟹】+【茄子】=過敏

【螃蟹】+【花生】=過敏

【螃蟹】+【啤酒】=心血管疾病風險

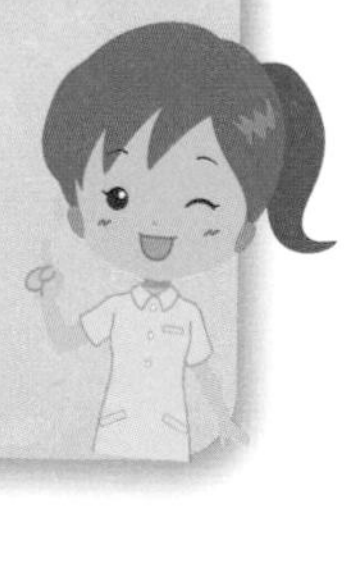

每年到了歲末，有些人會收到農民曆的冊子，小冊子裡頭通常印有一頁「食物相剋」圖文，吃蔥加蜂蜜會腹瀉，吃螃蟹再吃柿子會腹痛……。

我們老祖宗很早就發現藥物與食物之間存在著交互作用，這些流傳已久的禁忌，以現在實證醫學的角度來看，其實不無道理。例如蔥的性味辛辣，揮發性高，並含有某種引起過敏反應的蛋白質，引起過敏反應的比例高，而蜂蜜也容易引起過敏反應，若是搭配在一起吃的話，皮膚容易起紅疹而產生過敏反應。在吃蜂蜜的時候也別吃豆腐，因為蜂蜜有果糖，與豆類食品融合後會出現鈣化情況，會導致消化不良。豆腐製造過程，豆漿和石膏粉混合。如果將石膏粉同蜜糖混合，便成一塊一塊的固體，所以豆腐與蜜糖不能同時吃。

吃螃蟹再吃柿子會腹痛

柿子含豐富的單寧酸，和富含蛋白質及高鈣的海鮮一同時用，兩者容易和胃酸結合成不易消化的硬塊，所以同理而言，柿子也不適合和地瓜、馬鈴薯等共同食用，因為地瓜富含澱粉會使胃酸升高，也會和柿子的單寧酸結合成不易溶解的硬塊，造成消化不良。以食物的性味而言，蟹類跟冰品、各種瓜類、柿子等偏寒性食物一起吃，會使體質過寒；而螃蟹與茄子、生花生仁等同屬發毒食物同時下肚，則易導致過敏。帶殼類海鮮，如蝦類、螃蟹組織胺多，無論多新鮮清潔，都易誘發過敏反應。大閘蟹配啤酒常被視為絕妙組合，但酒精在體內會轉化成三酸甘油脂，高脂血症者邊吃螃蟹邊牛飲啤酒，兩項指數同時飆高，更增加心血管疾病風險。

蘿蔔不可與水果同吃，會影響甲狀腺功能

根據臺灣醫界二〇〇九年的文章〈多結節性甲狀腺腫的機轉與治療〉在致病機轉裡有提到「……抽菸會使體內硫氰酸鹽（Thyocianate）的濃度增加，而硫氰酸鹽會競爭性的抑制甲狀腺對碘的攝取……」而食物的部分因為蘿蔔含有蘿蔔硫素，這是一種具生物活性的植物性化學物質，據約翰霍普斯金醫學院研究，蘿蔔硫素可能是目前發現的天然抗癌物質裡，效力最強者。它能刺激細胞製造產生較高II型酶（有益酶），而十字花科的蔬菜則含有特別顯著高量的異硫氰酸鹽（Phenethyl isothiocyanate）存在於芽甘藍、無頭甘藍、甘藍菜、花椰菜、蕪菁等。有研究機構在進行蔬菜、水果共食作用的研究中發現，十字花科蔬菜進入人體後，會迅速產生一種叫硫氰酸鹽的物質，會很快的代謝產生一種抗甲狀腺物質——硫氰酸，此時如果攝入含大量植物色素的水果，如橘子、梨、蘋果、葡萄等，類黃酮在腸道被細菌分解，轉化成羥苯甲酸和阿魏酸，會加強硫氰酸抑制甲狀腺的作用，容易誘

發甲狀腺腫大。建議至少間隔一個小時以上再吃，比較不會出問題。

食物與藥物的交互作用

不少病人在服藥期間時常問「服用這些藥物，什麼食物不能吃？」這即是對此類問題關切的表現。藥物與藥物可能產生交互作用，食物與藥物也常有交互作用，而導致非預期的不良結果。食物或天然藥物與藥物間交互作用常被忽視，因為少有大規模的相關研究，因此可以參考的資料並不多。雖然如此，服用藥物時，盡量避免某些食物是明智之舉。含單寧酸的食物如柿子、茶葉會抑制許多藥物的吸收，降低療效，牛乳也可能影響某些藥物的吸收。柳丁汁、香蕉含有豐富鉀離子，服用易導致高血鉀的藥物或嚴重腎臟功能障礙的病人，宜避免食用。

近年來有許多研究顯示，葡萄柚汁在小腸中可能抑制許多藥物代謝的重要酵素，升高藥物血中濃度而誘發毒性，所以服用安眠鎮靜劑、抗組織胺藥物時不可搭配葡萄柚汁。還有些抗凝血藥物在服用期間，如果並用一些活血化瘀中藥，如當歸、丹參、獨活、銀杏葉等，反而會增加出血的風險；而桃仁、杏仁、白果、枇杷葉等常見中藥材因含有氰苷類成分，如果正在服用西醫止咳藥、鎮靜安眠藥，會增強中樞抑制作用，甚至會有生命危險。

常見的健康食品如魚油、銀杏、當歸、大蒜及人參等與香豆素併用，也可能增強其抗凝血作用而增加出血的風險。甘草主要成份具有類似腎上腺皮質激素的結構，長期使用可能引起低血鉀，曾有致命性低血鉀性麻痺的個案報告，併用利尿劑易加重低血鉀風險，甘草也可增強雌性素（Estrogen）的作用。

對於服用的藥物會受何種食物影響，也許我們無法完全明白，若無法查詢到明確資訊，除了醫師有特別囑咐以外，最好以白開水服用。同時服藥期間也要避免喝酒、咖啡或葡萄柚汁等飲料，以保障用藥安全，同時也避免長期大量食用號稱有保健功能的食物或食品，才能真正擁有健康的身體。

回春抗老：彭溫雅的中醫養生術 / 彭溫雅著. -- 初版. -- 臺北市：臺灣商務, 2014.03
面； 公分. -- (熟年館；8)
ISBN 978-957-05-2912-8(平裝)
1. 中醫 2. 養生 3. 健康法

413.21 103000140

熟年館 08

回春抗老

彭溫雅的中醫養生術

作者：彭溫雅
攝影：陳耀恩
企劃主編：何珮琪
美術設計：黃馨慧
攝影地點提供：寬心園精緻蔬食料理、益壽蔘藥行

發行人：施嘉明
總編輯：方鵬程
編輯部經理：李俊男
出版發行：臺灣商務印書館股份有限公司
編輯部：臺北市中正區重慶南路一段三十七號
電話：(02) 2371-3712 傳真：(02) 2375-2201
營業部：臺北市大安區新生南路三段十九巷三號
電話：(02) 2368-3616 傳真：(02) 2368-3626
讀者服務專線：0800-056196
郵撥：0000165-1
E-mail：ecptw@cptw.com.tw
網址：www.cptw.com.tw
局版北市業字第 993 號
初版一刷：2014 年 3 月

定價：新臺幣 360 元

ISBN 978-957-05-2912-8

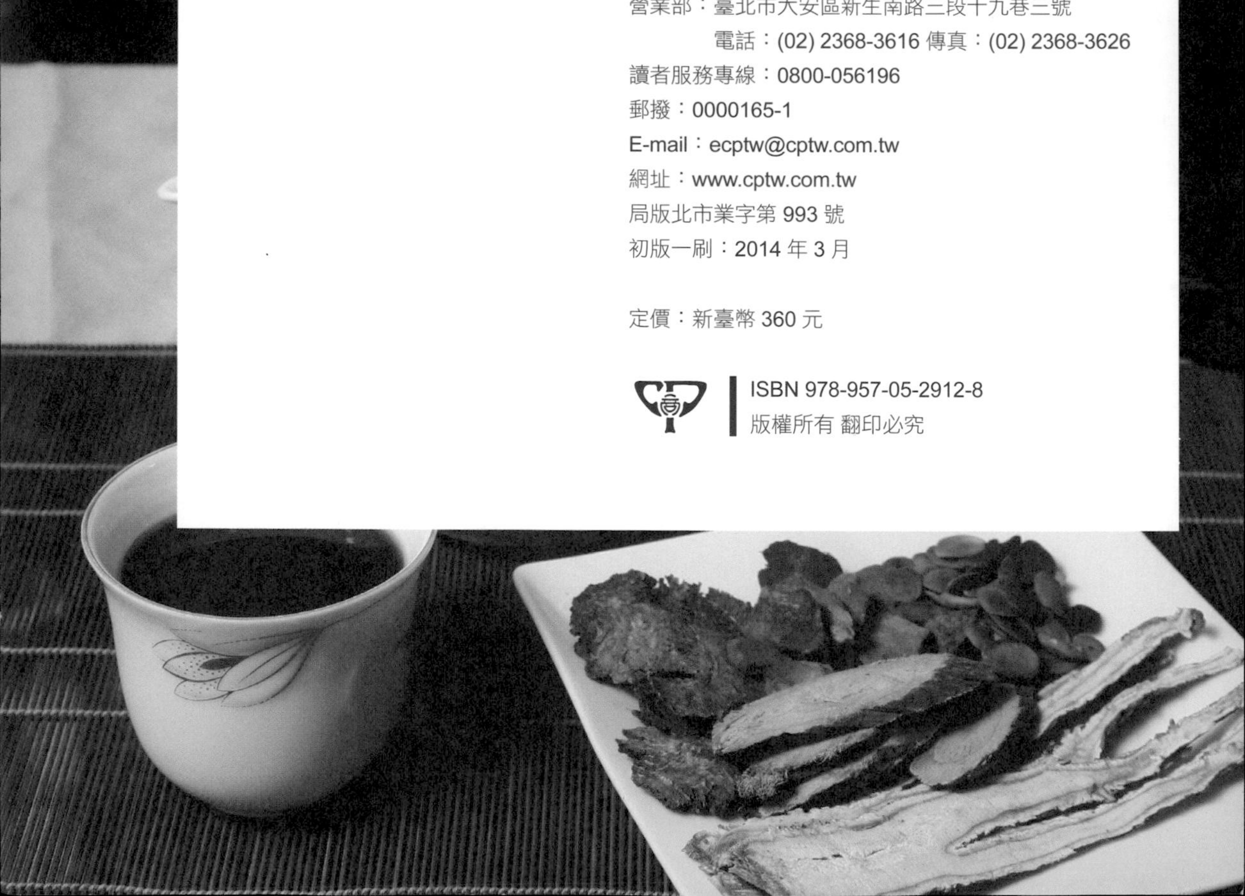